JN051078

メニエール病・遅発性内リンパ水腫

診療ガイドライン 2020年版

Clinical Practice Guidelines for Meniere's Disease and Delayed Endolymphatic Hydrops 2020

一般社団法人　日本めまい平衡医学会　編
Japan Society for Equilibrium Research

金原出版株式会社

作成委員会

総括委員会

委員長 將積日出夫　富山大学耳鼻咽喉科学教授

委　員 池園　哲郎　埼玉医科大学耳鼻咽喉科学教授

宇佐美真一　信州大学耳鼻咽喉科学教授

折笠　秀樹　富山大学バイオ統計学・臨床疫学教授

北原　糺　奈良県立医科大学耳鼻咽喉・頭頸部外科学教授

肥塚　泉　聖マリアンナ医科大学耳鼻咽喉科学教授

鈴木　光也　東邦大学耳鼻咽喉科学教授

武田　憲昭　徳島大学耳鼻咽喉科学教授

堤　　剛　東京医科歯科大学耳鼻咽喉科学教授

土井　勝美　近畿大学耳鼻咽喉科学教授

堀井　新　新潟大学耳鼻咽喉科学教授

室伏　利久　帝京大学溝口病院耳鼻咽喉科学教授

山岨　達也　東京大学耳鼻咽喉科頭頸部外科学教授

山下　裕司　山口大学耳鼻咽喉科学教授

執筆委員

青木　光広　岐阜大学耳鼻咽喉科学准教授

岩﨑　真一　名古屋市立大学耳鼻咽喉科学教授

伊藤　八次　岐阜大学名誉教授

大森　孝一　京都大学耳鼻咽喉科・頭頸部外科教授

北原　糺　奈良県立医科大学耳鼻咽喉・頭頸部外科学教授

將積日出夫　富山大学耳鼻咽喉科学教授

新藤　晋　埼玉医科大学耳鼻咽喉科学講師

瀬尾　徹　聖マリアンナ医科大学横浜市西部病院耳鼻咽喉科学特任准教授

武田　憲昭　徳島大学耳鼻咽喉科学教授

土井　勝美　近畿大学耳鼻咽喉科学教授

宮下　武憲　香川大学耳鼻咽喉科学准教授

室伏　利久　帝京大学溝口病院耳鼻咽喉科学教授

システマティックレビュー委員

北原　糺　奈良県立医科大学耳鼻咽喉・頭頸部外科学教授

將積日出夫　富山大学耳鼻咽喉科学教授

瀬尾　徹　聖マリアンナ医科大学横浜市西部病院耳鼻咽喉科学特任准教授

室伏　利久　帝京大学溝口病院耳鼻咽喉科学教授

編　集

一般社団法人　日本めまい平衡医学会

承　認

一般社団法人　日本耳鼻咽喉科学会

診療ガイドライン 2020 年版の発刊にあたって

　『メニエール病診療ガイドライン 2011 年版』は，厚生労働省難治性疾患克服研究事業前庭機能異常に関する調査研究班（2008〜2010 年度）により作成され，2011 年に発刊された。その後，9 年経過しこのたび『メニエール病・遅発性内リンパ水腫診療ガイドライン 2020 年版』として発刊することとなった。

　このガイドラインの改訂に際しては，2015 年〜2017 年度の日本医療研究開発機構研究費難治性疾患実用化研究事業「難治性めまい疾患の診療の質を高める研究班」および 2016 年〜2017 年度厚生労働科学研究費補助金難治性疾患政策研究事業「難治性めまい疾患に関する調査研究班」の研究活動により，遅発性内リンパ水腫を含むメニエール病診療ガイドラインの改訂に関する調査研究が行われ，診断基準と重症度分類，症状と診断，治療，疫学について最新の知見を含めた検討が行われた。特に治療において重要なテーマをクリニカルクエスチョンとしてシステマティックレビューが実施され，診療ガイドライン改訂（案）が作成された。本診療ガイドライン委員会では，その診療ガイドライン改訂（案）を元に，「Minds 診療ガイドライン作成の手引き 2014」に準拠して診療ガイドラインの策定を行った。そして，診療ガイドライン 2020 年版は日本めまい平衡医学会の理事会の審議を経て完成された。

　いうまでもなくメニエール病は，難聴，耳鳴，耳閉感などの聴覚症状を伴うめまい発作が反復する内リンパ水腫疾患である。一方，遅発性内リンパ水腫は 2015 年に指定難病に指定された。両疾患ともめまい発作が反復する内耳性疾患であり，日常生活に支障を来す患者が少なくない。本診療ガイドラインが，メニエール病や遅発性内リンパ水腫の診療の知識の普及と診療技術の向上に役立ち，めまいに悩む患者の福音となれば幸いである。

2020 年 4 月

メニエール病・遅発性内リンパ水腫診療ガイドライン 2020 年版作成委員長

將積日出夫

診療ガイドラインの発刊にあたって（初版）

　メニエール病は，難聴，耳鳴，耳閉感などの聴覚症状を伴うめまい発作を反復する典型的な内耳性めまい疾患であり，その病態は内リンパ水腫である。長期にわたりめまい発作が反復し，経過とともに難聴が進行することから患者の社会生活上の影響がきわめて大きく，1974 年に厚生省（当時）特定疾患（難病）に指定され，現在も厚生労働省難治性疾患克服研究事業前庭機能異常に関する調査研究班により研究活動が継続されている。

　これまで，メニエール病に対する種々の診断・治療法が提唱されているが，統一的な診療基準は本邦および世界的にも策定されていない。今回，前庭機能異常に関する調査研究班はメニエール病診療の標準化と普遍化を図ることにより同疾患の診療水準が向上することを目標に，メニエール病診療ガイドラインを作成した。

　各種疾患の診療ガイドラインが作成された当初は，記載事項のエビデンスの存在が重視されていた。しかし，メニエール病では二重盲検による臨床試験などのエビデンスによる研究は多くはない。このような場合，診療ガイドライン作成にあたっては現時点での最高レベルの研究成果を渉猟し，これらを十分に吟味して推奨される診療に関する情報を提供することが重要である。本ガイドラインはこのような考え方を基本に作成した。

　本ガイドラインの作成にあたっては，まず，メニエール病の診断基準を呈示した後に，メニエール病診療の実際を質疑応答形式で解説し，次いでメニエール病の疫学，歴史的経過と基礎的研究などのメニエール病の理解に必要な事項について解説することとした。

　本ガイドラインは，卒後 2 年の前期研修を修了し，耳鼻咽喉科専門医としての研修を行い，耳鼻咽喉科の専門医試験を受験する医師の水準を対象として構成した。まず本疾患の基本的概念を述べた後に，発症時からの症状，検査，診断，治療に至るメニエール病の基本的診療が理解でき，日常診療に応用できるように記述した。したがって，高度の知識，技術を要する専門的な検査，治療については本書の内容からさらに研鑽と経験を重ねて，メニエール病の専門的な診療にあたることを期待したい。

　また，メニエール病の発作時に受診する可能性がある，内科，神経内科，脳神経外科，総合診療科などの耳鼻咽喉科以外の医師にも理解しやすいよう，耳鼻咽喉科専門用語の解説を加えるなどの配慮をしている。

　本ガイドラインが，メニエール病診療の一般的知識の普及と診療技術の向上に役立てば幸甚である。

2011 年 3 月

前庭機能異常に関する調査研究班 研究代表者　　渡辺　行雄

目　次

CQ・推奨一覧

CQ（Clinical Questions）の推奨度

グレード A：行うよう強く勧められる
グレード B：行うよう勧められる
グレードC1：行うことを考慮してもよいが，十分な科学的根拠がない
グレードC2：科学的根拠がないので，勧められない
グレード D：行わないよう勧められる

CQ 1 メニエール病に抗めまい薬は有効か？

●推奨●

・ベタヒスチンのメニエール病のめまいに対する有効性は，エビデンスが乏しい。ただし，3カ月以下の短期投与に限ると，めまいを抑制する効果が得られる可能性があるので考慮してもよい。【推奨度B】

・メニエール病に対するベタヒスチンの1年におよぶ長期投与は無効であり，長期間使用すべきではない。【推奨度C2】

・ジフェニドールのメニエール病のめまいに対する有効性は，エビデンスがない。短期投与に関しては，めまい症状を抑制する可能性があり，考慮してもよい。【推奨度C1】

CQ 2 メニエール病に利尿薬は有効か？

●推奨●

・利尿薬のメニエール病の治療に対する有効性は，エビデンスが乏しい。しかし，めまいの抑制，難聴の進行の抑制に効果がある可能性がある。とくに，めまいに対する有効性は，聴力に関する効果に勝る。利尿薬は，メニエール病のめまいや難聴の抑制に対して考慮してよい。【推奨度C1】

・メニエール病に対するイソソルビドの有効性に関しては，投与量は1日量90mL，投与期間は最終めまい発作から6カ月，再発時にはその都度再投与を行なうことを考慮してもよい。【推奨度C1】

CQ3 メニエール病に抗ウイルス薬は有効か？

●推奨●

・メニエール病に対する抗ウイルス薬の有効性を示す根拠に乏しく，メニエール病の治療に抗ウイルス薬を用いることは勧められない。【推奨度D】

CQ4 メニエール病に中耳加圧治療は有効か？

●推奨●

・中耳加圧治療器としてMeniett®を用いる中耳加圧治療のメニエール病のめまいに対する有効性は，プラセボ（鼓膜換気チューブ挿入術）と比べてエビデンスが乏しい。ただし，4カ月間以上治療継続するとめまいを抑制する効果が得られる可能性があるので考慮してもよい。【推奨度B】

・中耳加圧治療器として鼓膜マッサージ器を用いる中耳加圧治療のメニエール病のめまいに対する有効性は，鼓膜換気チューブ挿入術を必要としないがMeniett®と比べて差を認めず，効果が得られる可能性があるので考慮してもよい。鼓膜マッサージ器から開発された非侵襲中耳加圧装置が薬事承認されて保険収載されたことから，中耳加圧治療に用いることができるようになった。【推奨度B】

・中耳加圧治療のメニエール病の難聴や耳鳴など蝸牛症状に対しては，効果は期待できない。【推奨度C2】

CQ5 メニエール病に対する内リンパ嚢開放術は有効か？

●推奨●

・メニエール病に対する内リンパ嚢開放術の有効性は，術後12カ月の短期成績において，めまい抑制，聴力温存に優れているといえる。ただし，長期成績に関しては，めまい抑制，聴力温存の有効性に限界がある。機能温存を目的とした唯一の手術治療であり，難治例に対する手術として選択的前庭機能破壊術の前に考慮してもよい。【推奨度C1】

CQ 6　メニエール病に選択的前庭機能破壊術は有効か？

●推奨●

・生活指導や内服薬による保存的治療によって制御されないメニエール病のめまい発作抑制の治療として，ゲンタマイシン鼓室内注入療法は有効である。ただし，治療に伴って患側聴力の低下が生じる可能性があることに留意すべきである。【推奨度B】

・ゲンタマイシン鼓室内投与に先行して，副腎皮質ステロイドの鼓室内投与を行うことを検討してもよい。本邦では内耳中毒物質鼓室内注入術を保険診療として行うことはできない。【推奨度B】

・前庭神経切断術は，ゲンタマイシン鼓室内注入療法によってもめまい発作がコントロールできない症例に対して考慮される治療法である。症例集積研究から，有効とされるが，治療法の性質上RCTを行うことが困難である。ゲンタマイシン鼓室内注入療法に対する優越性を示す報告もあるがエビデンスとしては確立されていない。【推奨度C1】

メニエール病（Ménière's disease）診断基準 2017 年

A．症状

1. めまい発作を反復する。めまいは誘因なく発症し，持続時間は 10 分程度から数時間程度。
2. めまい発作に伴って難聴，耳鳴，耳閉感などの聴覚症状が変動する。
3. 第Ⅷ脳神経以外の神経症状がない。

B．検査所見

1. 純音聴力検査において感音難聴を認め，初期にはめまい発作に関連して聴力レベルの変動を認める。
2. 平衡機能検査においてめまい発作に関連して水平性または水平回旋混合性眼振や体平衡障害などの内耳前庭障害の所見を認める。
3. 神経学的検査においてめまいに関連する第Ⅷ脳神経以外の障害を認めない。
4. メニエール病と類似した難聴を伴うめまいを呈する内耳・後迷路性疾患，小脳，脳幹を中心とした中枢性疾患など，原因既知の疾患を除外できる。
5. 聴覚症状のある耳に造影 MRI で内リンパ水腫を認める。

診断

メニエール病確定診断例（Certain Ménière's disease）

A．症状の 3 項目を満たし，B．検査所見の 5 項目を満たしたもの。

メニエール病確実例（Definite Ménière's disease）

A．症状の 3 項目を満たし，B．検査所見の 1～4 の項目を満たしたもの。

メニエール病疑い例（Probable Ménière's disease）

A．症状の 3 項目を満たしたもの。

メニエール病の間歇期の治療アルゴリズム

　メニエール病の発作予防を目的として，保存的治療，中耳加圧治療，内リンパ嚢開放術，選択的前庭機能破壊術が行われている。治療法の選択には，低侵襲な治療が無効な場合，その次に低侵襲な治療を選択する段階的治療が推奨されている。なお，2018年に保険収載された中耳加圧装置による中耳加圧治療の施行に際して，日本めまい平衡医学会による「中耳加圧装置適正使用指針」を遵守する必要がある。中耳加圧装置適正使用指針は巻末の「参考資料」（p.87）に掲載した。

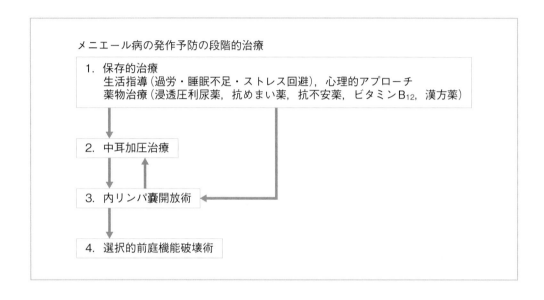

1. 要約

目的：メニエール病と遅発性内リンパ水腫の病態，診断，検査，治療，疫学を記載し，エビデンスに基づきメニエール病と遅発性内リンパ水腫診療ガイドライン作成委員会のコンセンサスの得られた治療法を推奨する。

方法：メニエール病と遅発性内リンパ水腫の治療についての Clinical Question（CQ）を Minds マニュアル（2014 年版）に従って作成し，文献を検索した。システマティックレビューを行ってエビデンスを評価し，推奨文，推奨度，エビデンスレベル，解説，参考文献を作成した。

結果：メニエール病と遅発性内リンパ水腫の治療についての CQ の推奨文，推奨度，エビデンスレベル，解説，参考文献を提示した。

結論：メニエール病と遅発性内リンパ水腫の診療においては，本診療ガイドラインを活用することが望ましい。

2. 作成委員会

総括委員会

委員長	將積日出夫	富山大学耳鼻咽喉科学教授
委　員	池園　哲郎	埼玉医科大学耳鼻咽喉科学教授
	宇佐美真一	信州大学耳鼻咽喉科学教授
	折笠　秀樹	富山大学バイオ統計学・臨床疫学教授
	北原　糺	奈良県立医科大学耳鼻咽喉・頭頸部外科学教授
	肥塚　泉	聖マリアンナ医科大学耳鼻咽喉科学教授
	鈴木　光也	東邦大学耳鼻咽喉科学教授
	武田　憲昭	徳島大学耳鼻咽喉科学教授
	堤　　剛	東京医科歯科大学耳鼻咽喉科学教授
	土井　勝美	近畿大学耳鼻咽喉科学教授
	堀井　新	新潟大学耳鼻咽喉科学教授
	室伏　利久	帝京大学溝口病院耳鼻咽喉科学教授
	山岨　達也	東京大学耳鼻咽喉科頭頸部外科学教授
	山下　裕司	山口大学耳鼻咽喉科学教授

執筆委員

	青木　光広	岐阜大学耳鼻咽喉科学准教授
	岩﨑　真一	名古屋市立大学耳鼻咽喉科学教授

伊藤　八次　　岐阜大学名誉教授

大森　孝一　　京都大学耳鼻咽喉科・頭頸部外科教授

北原　糺　　奈良県立医科大学耳鼻咽喉・頭頸部外科学教授

將積日出夫　　富山大学耳鼻咽喉科学教授

新藤　晋　　埼玉医科大学耳鼻咽喉科学講師

瀬尾　徹　　聖マリアンナ医科大学横浜市西部病院耳鼻咽喉科学特任准教授

武田　憲昭　　徳島大学耳鼻咽喉科学教授

土井　勝美　　近畿大学耳鼻咽喉科学教授

宮下　武憲　　香川大学耳鼻咽喉科学准教授

室伏　利久　　帝京大学溝口病院耳鼻咽喉科学教授

システマティックレビュー委員

北原　糺　　奈良県立医科大学耳鼻咽喉・頭頸部外科学教授

將積日出夫　　富山大学耳鼻咽喉科学教授

瀬尾　徹　　聖マリアンナ医科大学横浜市西部病院耳鼻咽喉科学特任准教授

室伏　利久　　帝京大学溝口病院耳鼻咽喉科学教授

3. 資金提供・スポンサー・利益相反

　『メニエール病・遅発性内リンパ水腫診療ガイドライン 2020 年版』（以下，本診療ガイドライン）は，「2015～2017 年度日本医療研究開発機構（AMED）難治性疾患実用化研究事業難治性めまい疾患の診療の質を高める研究」（以下，AMED 研究）の研究費と「2016～2017 年度厚生労働科学研究費補助金難治性疾患政策研究事業難治性めまい疾患に関する調査研究」（以下，厚労科研）の研究費により作成された「メニエール病診療ガイドライン 2018 年版（案）」と「遅発性内リンパ水腫診療ガイドライン 2018 年版（案）」に基づき，一般社団法人日本めまい平衡医学会の事業費により作成された。日本めまい平衡医学会は，特定の団体・企業からの支援を受けていない。

　本診療ガイドライン作成委員会の委員の利益相反（COI：conflict of interest）を「日本医学会診療ガイドライン策定参加資格基準ガイダンス」（日本医学会利益相反委員会 2017）に基づき，以下の通り開示する。

　將積日出夫は興和創薬㈱より講演料を受けている。

　宇佐美真一はアストラゼネカ㈱，大日本住友製薬㈱，鳥居薬品㈱，メドエルジャパン㈱，田辺三菱製薬㈱より講演料を，MED-EL GmbH より寄附講座資金を受けている。

　武田憲昭は大鵬薬品工業㈱，興和創薬㈱より奨学寄附金を受けている。

　堤　剛はテルモ生命科学芸術財団より研究費を受けている。

堀井　新は大鵬薬品工業㈱，小野薬品工業㈱より奨学寄附金を受けている。

山下裕司は小野薬品工業㈱，ファイザー㈱より奨学寄附金を受けている。

他の委員は申告すべきものなし。

　また，特定の委員の影響を受けないように，最終的な診療ガイドラインの記載内容や推奨事項に関しては，構成員全員が確認し承認を行った。

4. 作成の背景と沿革

　メニエール病は，難聴，耳鳴，耳閉感などの聴覚症状を伴うめまい発作を反復する典型的な内耳性めまい疾患であり，その病態は内リンパ水腫である。長期にわたりめまい発作が反復し，経過とともに難聴が進行することから，患者の社会生活上の影響がきわめて大きく，1974 年に厚生省により特定疾患（難病）に指定された。その後，厚生労働省の「前庭機能異常に関する調査研究班」，「難治性めまい疾患に関する調査研究班」，AMED 研究班により研究が行われてきた。「2008 年度～2011 年度厚生労働省前庭機能異常に関する調査研究班」により，メニエール病診療の標準化と普遍化および診療水準の向上を目標に，『メニエール病診療ガイドライン 2011 年版』が発刊され，広くメニエール病の診療に用いられてきた。

　遅発性内リンパ水腫は，陳旧性高度感音難聴の遅発性続発症として内耳に内リンパ水腫が生じ，めまい発作を反復する内耳性めまい疾患である。片耳または両耳の高度感音難聴が先行し，数年から数十年の後にめまい発作を反復するが，難聴は変動しない。先行した高度感音難聴の病変のため，長い年月を経て高度感音難聴耳の内耳に続発性内リンパ水腫が生じ，内リンパ水腫によりめまい発作が発症すると推定されているメニエール病類縁疾患である。2015 年に遅発性内リンパ水腫が指定難病に指定されたことから，遅発性内リンパ水腫診療ガイドラインが求められるようになった。

　2015～2017 年度 AMED 研究の研究費と 2016～2017 年度厚労科研の研究費により作成された，「メニエール病診療ガイドライン 2018 年版」（案）と「遅発性内リンパ水腫診療ガイドライン 2018 年版」（案）が作成された。これに基づいて一般社団法人日本めまい平衡医学会が『メニエール病診療ガイドライン 2011 年版』を改訂して作成したのが，『メニエール病・遅発性内リンパ水腫診療ガイドライン 2020 年版』である。

　本診療ガイドラインは，あくまでメニエール病と遅発性内リンパ水腫の診療を支援するためのものであり，診療を拘束するものではない。本診療ガイドラインの内容を，臨床の現場でどのように用いるかは，医師の専門的知識と経験をもとに，患者の希望や価値観を考慮して判断されるものである。有効性を示す高いエビデンスがないことは，その治療が無効であることを意味しているわけではなく，また行ってはならないことを意味しているわけではない。しかし，エビデンスのない治療を行う場合には，エビデンスのある推奨される治療を行わなかった合理的な配慮が必要である。なお，本診療ガイドラインの推奨事項は，法的根拠になるものではない。

5. 作成目的ならびに目標

本診療ガイドラインの目的は，メニエール病と遅発性内リンパ水腫の病態，診断，検査，治療，疫学を記載し，エビデンスに基づきメニエール病と遅発性内リンパ水腫診療ガイドライン作成委員会のコンセンサスの得られた治療法を推奨することである。また，本診療ガイドラインは，メニエール病と遅発性内リンパ水腫の診療の際に医師の臨床判断を支援するために活用され，また患者の診断と治療に有益となることを目標とする。

6. 利用者

本診療ガイドラインは，メニエール病と遅発性内リンパ水腫の診療に関わる主に耳鼻咽喉科医を利用者として想定している。また本診療ガイドラインは，耳鼻咽喉科以外の医師，医師以外の医療従事者（看護師，臨床検査技師，言語聴覚士など）および患者にとって，メニエール病と遅発性内リンパ水腫に関する知識を深めるために利用することも想定している。

7. 対象

本診療ガイドラインが対象とする患者は，メニエール病確実例（確定診断例を含む），メニエール病非定型例，遅発性内リンパ水腫症例である。内リンパ水腫以外が病態であるめまい疾患は対象としていない。内リンパ水腫が病態と推定されている急性低音障害型感音難聴も対象としていない。

8. エビデンスの収集

2015～2017 年度 AMED 研究班がメニエール病診療ガイドラインの SCOPE（ガイドライン作成の計画書）を作成し，PICO（P：patients, problem, population；I：intervention；C：comparisons, controls, comparator；O：outcomes）を用いて CQ を設定した。

CQ：メニエール病に抗めまい薬は有効か？
CQ：メニエール病に利尿薬は有効か？
CQ：メニエール病に抗ウイルス薬は有効か？
CQ：メニエール病に中耳加圧治療は有効か？

CQ：メニエール病に内リンパ嚢開放術は有効か？

CQ：メニエール病に選択的前庭機能破壊術は有効か？

2016〜2017 年度厚労科研研究班が遅発性内リンパ水腫診療ガイドラインの SCOPE を作成し，PICO を用いて CQ を設定した。

CQ：遅発性内リンパ水腫に抗めまい薬は有効か？

CQ：遅発性内リンパ水腫に利尿薬は有効か？

CQ：遅発性内リンパ水腫に抗ウイルス薬は有効か？

CQ：遅発性内リンパ水腫に中耳加圧治療は有効か？

CQ：遅発性内リンパ水腫に内リンパ嚢開放術は有効か？

CQ：遅発性内リンパ水腫に選択的前庭機能破壊術は有効か？

2015〜2017 年度 AMED 研究班が，メニエール病の治療に関する文献検索を行った。2016〜2017 年度厚労科研研究班が遅発性内リンパ水腫の治療に関する文献検索を行った。

文献検索には，PubMed，Cochrane Library，医学中央雑誌を用いて実施した。PubMed と医学中央雑誌では，疾患のキーワードと CQ のキーワードを掛け合わせて検索した。研究デザインや論文形式による絞り込みは行っていない。Cochrane Library では，疾患のキーワードからシステマティックレビューとランダム化比較試験（RCT）を検索した。

メニエール病の治療については，適切なシステマティックレビューやメタアナリシスが得られた場合には，その文献の含まれる論文以降の新規の RCT と合わせてエビデンスとして採択した。システマティックレビューやメタアナリシスが得られなかった場合には，RCT を検索した。RCT も得られない場合には，非 RCT や，コホート研究や症例対照研究などの観察研究もエビデンスとして採択した。副作用や合併症に関する研究結果は，エビデンスレベルによらず採択した。

遅発性内リンパ水腫の治療については，Cochrane Library を用いて遅発性内リンパ水腫のエビデンスを検索したが，delayed endolymphatic hydrops をキーワードに検索したところ，遅発性内リンパ水腫のエビデンスは認められなかった。また，vertigo をキーワードに検索したところ，24 のエビデンスが得られたが，遅発性内リンパ水腫に関するエビデンスは認められなかった。次に，文献データベースである PubMed を用いて delayed endolymphatic hydrops をキーワードに検索を行った。その結果，88 の文献が検索された。そのうち，遅発性内リンパ水腫の治療に関する文献は 9 編であった。いずれも保存的治療でめまい発作がコントロールできない遅発性内リンパ水腫症例を対象とした少数例の retrospective study であり，エビデンスレベルの高い比較試験はなかった。そのため，採択されたエビデンスはなかった。

9. エビデンスの評価

エビデンスレベルは，下記に示す分類を用いた。

エビデンスのレベル

1a：ランダム化比較試験のメタアナリシス

1b：少なくとも一つのランダム化比較試験

2a：ランダム割付を伴わない同時コントロールを伴うコホート研究（前向き研究，pro-spective study, concurrent cohort study など）

2b：ランダム割付を伴わない過去のコントロールを伴うコホート研究（historical cohort study, retrospective cohort study など）

3：ケース・コントロール研究（後ろ向き研究）

4：処置前後の比較などの前後比較，対照群を伴わない研究

5：症例報告，ケースシリーズ

6：専門家個人の意見（専門家委員会報告を含む）

10. 推奨および推奨度の決定基準

CQ の推奨の決定には，エビデンスのレベル，エビデンスの質，エビデンスの一貫性（複数の研究による支持），臨床的有用性，臨床上の適応性，害やリスクに関するエビデンスを考慮し，総合的に判断した。

推奨度は下記に示す分類を用いた。

推奨度

グレードA：行うよう強く勧められる

グレードB：行うよう勧められる

グレードC1：行うことを考慮してもよいが，十分な科学的根拠がない

グレードC2：科学的根拠がないので，勧められない

グレードD：行わないよう勧められる

　推奨と推奨度については，2015〜2017 年度 AMED 研究班の班会議と 2016〜2017 年度厚労科研研究班の班会議で班員ごとにエビデンスのレベル，エビデンスの質，エビデンスの一貫性（複数の研究による支持），臨床的有用性，臨床上の適応性，害やリスクに関するエビデンスを考慮し検討を行い，無記名で投票を行った。その投票結果を基に日本めまい平衡医学会メニエール病・遅発性内リンパ水腫診療ガイドライン 2020 年版作成委員会（以下，ガイドライン作成委員会）が決定した。

11. リリース前のレビュー

11.1　外部評価者によるレビュー

　本診療ガイドラインの公開に先立ち，耳鼻咽喉科以外の医師 2 名を外部評価者とし，メニエール病と遅発性内リンパ水腫の診療に関わる耳鼻咽喉科専門医の 5 名を内部評価者とし，評価を行った。

外部評価者

　城倉　　健　横浜市脳卒中・神経脊椎センターセンター長
　杉内友理子　東京医科歯科大学システム神経生理学准教授

内部評価者

　石川　和夫　秋田赤十字病院耳鼻咽喉科めまいセンターセンター長
　田浦　晶子　藍野大学医療保健学部教授
　内藤　　泰　神戸市立医療センター中央市民病院副院長
　重野浩一郎　重野耳鼻咽喉科めまい・難聴クリニック院長
　中村　　正　なかむら耳鼻咽喉科クリニック院長

　このうち，外部評価者 1 名と内部評価者 1 名に，AGREE Ⅱ（Appraisal of Guideline for Research & Evaluation Ⅱ）に基づいて，独立して評価を行った。また，外部評価者 1 名と内部評価者 4 名には，特に評価方法を指定することなく，ドラフト版の評価を依頼した。ガイドライン作成委員会は，評価に基づき本診療ガイドラインの最終版を修正した。

11.2　外部・内部評価者による指摘点とガイドライン作成委員会の対応

指摘 1

　AGREE Ⅱ領域 2（利害関係者の参加）：患者/一般市民の価値観や希望の調査が積極的には行われていない。

対応 1

　日本めまい平衡医学会のホームページ上に本診療ガイドラインのドラフト版を 2019 年 10 月 7 日から 10 月 21 日まで掲示して，患者や一般市民からのパブリックコメントの調査を行った。

指摘 2

　AGREE II 領域 3（作成の厳密さ）：文献の検索範囲の時期が明示されていない。

対応 2

　該当箇所（各 CQ「文献の採用方法」）に文献の検索範囲の時期に関する記載を追加した。

　文献検索対象期間は 2018 年 3 月 31 日までである。

指摘 3

　AGREE II 領域 3（作成の厳密さ）：推奨を作成した最終決定にいたる具体的な方法の記載がわかりにくい。

対応 3

　該当箇所（p.12）に推奨と推奨度の最終決定にいたる過程に関する記載を追加した。

　推奨と推奨度については，2015～2017 年度 AMED 研究班の班会議と 2016～2017 年度厚労科研研究班の班会議で班員ごとにエビデンスのレベル，エビデンスの質，エビデンスの一貫性（複数の研究による支持），臨床的有用性，臨床上の適応性，害やリスクに関するエビデンスを考慮し検討を行い，無記名で投票を行った。その投票結果を基に日本めまい平衡医学会メニエール病・遅発性内リンパ水腫診療ガイドライン 2020 年版作成委員会（以下，ガイドライン作成委員会）が決定した。

指摘 4

　CQ に副腎皮質ホルモン，炭酸水素ナトリウム注射液（メイロン），アセタゾラミドナトリウム（ダイアモックス）の治療を採用してはどうか。

対応 4

　ガイドライン改訂時に，CQ として採用するか検討する。

指摘 5

　メニエール病の疫学の疫学的知見について，根拠となる文献が示されていない。

対応 5

　該当箇所（p.19）に文献を追加した。

6）水越鉄理，将積日出夫，渡辺行雄：メニエール病の疫学　本邦の疫学研究を中心に．

Equilibrium Res 56：219-233，1997.

7）Shojaku H, Watanabe Y, Yagi T, Takahashi M, Takeda T, Ikezono T, Ito J, Kubo T, Suzuki M, Takumida M, Takeda N, Furuya N, Yamashita H；Peripheral Vestibular Disorder Research Committee of Japan：Changes in the characteristics of definite Meniere's disease over time in Japan：a Long-term survey by the Peripheral Vestibular Disorder Research Committee of Japan, formerly the Meniere's Disease Research Committee of Japan. Acta Otolaryngol 129：155-160, 2009.

指摘 6
図 12 の MRI にシェーマを加えるべきである。
対応 6
シェーマの代わりに矢印で蝸牛水腫を，矢頭で前庭水腫を示した（p.37）。

指摘 7
メニエール病治療のアルゴリズムの序文で，このようなアルゴリズムになった経緯が示されていない。
対応 7
該当箇所（p.41）に文献を追加し，経緯に関する記載を追加した。

これは，Sajjadi et al., 2008 が Lancet に報告したメニエール病の治療アルゴリズムを基に，メニエール病診療ガイドラインや日本めまい平衡医学会のメニエール病難治例の診療指針に取り上げられた間歇期の治療方針である。

1）Sajjadi H, Paparella MM：Meniere's disease. Lancet 372：406-414, 2008.

指摘 8
図の番号の順番が違う。
対応 8
訂正した。

指摘 9
本邦ではベタヒスチンメシル酸塩は 6 mg と 12 mg の 2 製剤あるため，「CQ：抗めまい薬は有効か？」の最終行は不要。
対応 9
「また，本邦のベタヒスチンメシル酸塩は 1 日量 36 mg（6 錠）で使用すべきであり，1 日量 18 mg（3 錠）では効果が低い可能性がある。」を「また，本邦のベタヒスチンメシル酸

塩は 1 日量 36 mg で使用すべきであり，1 日量 18 mg では効果が低い可能性がある。」に訂正した（p.49）。

指摘 10

CQ 中耳加圧治療の Gürkov の論文の結果の記載がない。

対応 10

該当箇所（p.56）に以下の記載を追加した。

治療群ではプラセボ群に比べてめまい重症度の改善が認められた。

11.3　パブリックコメント

本診療ガイドラインの最終版を，日本めまい平衡医学会のホームページに 2019 年 10 月 7 日から 2019 年 10 月 21 日の期間，掲載し，パブリックコメントを募った。ガイドライン作成委員会は，パブリックコメントの指摘に対して，本診療ガイドラインの最終版を修正した。

11.4　パブリックコメントとガイドライン作成委員会の対応

指摘 1

CQ に有酸素運動，漢方薬，ステロイドの鼓室内注入などの治療を含めて欲しい。

対応 1

ガイドライン改訂時に，CQ として採用するか検討する。

指摘 2

メニエール病の有病率を記載してほしい。

対応 2

該当箇所（p.19）に文献を追加し，有病率に関する記載（下記）を追加した。

メニエール病の有病率は，受療圏が限定的と考えられる特定地区（新潟県糸魚川，同県佐渡，岐阜県高山地区）の総合病院の受診患者を対象に 1995 年から経時的に調査が行われ，地区ごとに若干の異動はあるが人口 10 万人対 35〜48 人程度と推定された[8]。

8）厚生労働省難治性疾患克服研究事業前庭機能異常に関する調査研究班（2008 年〜2010 年度）編：メニエール病の有病率．メニエール病診療ガイドライン 2011 年版．金原出版，東京，p.71，2011．

12. 更新の計画

本診療ガイドラインは，5年後をめどに更新を行う予定である。

13. 推奨および理由説明

本診療ガイドラインの推奨と推奨度は，経験のある医療者の判断に代わるものではなく，あくまで医療者と患者で共有すべき意思決定プロセスを支援するものである。

14. 患者の希望

本診療ガイドラインの作成に当たり，患者の希望を積極的には考慮していない。しかし，本診療ガイドラインの推奨は，医療者の経験と専門性，患者の希望や価値観と合わせて意思決定プロセスを支援するものである。

15. 治療アルゴリズム

メニエール病の間歇期の治療アルゴリズムを図13（p.41）に掲載した。

16. 実施における検討事項

本診療ガイドラインでは，原則として薬剤名を商品名ではなく一般名で記載した。

17. メニエール病の疾患概念・病因・病態

17.1 メニエール病の疾患概念

　メニエール病は，難聴，耳鳴，耳閉感などの聴覚症状を伴うめまい発作を反復する疾患であり，その病態は内リンパ水腫である[1-4]。メニエール病には，めまい発作を頻繁に繰り返す発作期と，めまい発作のない間歇期とがあるが，間歇期にも浮動感やふらつき，聴覚症状が残存することが多い。めまい発作の頻度は，年に数回程度から週に数回程度まで症例によって多様である。家庭・職場環境によるストレスなどが発作の誘因になることが多い。

　メニエール病の聴覚症状は，発症初期には可逆性のことが多いが，経過中に次第に増悪して不可逆性になることがある。さらに，難聴は一側性で発症するが，めまい発作を反復するうちに，両側性の難聴となる。両側メニエール病となる患者が約20%存在する。前庭機能障害も発症初期は可逆性であるが，めまい発作を繰り返すうちに不可逆性になり，半規管麻痺を認めるようになる。両側メニエール病が進行すると両側前庭機能障害となり，平衡障害が持続するようになる。

　メニエール病の治療は，発作期の治療と間歇期の治療に大別される。発作期の治療はめまいの沈静化と内耳機能の回復を目標とする。間歇期の治療はめまい発作と難聴の進行の予防を目標とする。治療に抵抗して短期間にめまい発作が反復し，難聴と平衡障害が進行すると，患者のQOLを著しく障害する。このようにメニエール病は社会生活上の影響がきわめて大きい疾患である。

17.2 メニエール病の病因・病態

　内耳は側頭骨の迷路骨包に囲まれた骨迷路と，その内部の膜迷路によって構成される。骨迷路と膜迷路の間は外リンパで満たされており，膜迷路は内リンパで満たされている（図1）。内リンパは蝸牛の血管条と前庭の暗細胞で産生され，内リンパ嚢で吸収される。内リンパの産生過剰または吸収障害で膜迷路の容積が増大した状態が内リンパ水腫であり，蝸牛ではライスネル膜が膨隆する（図2）。

　内リンパ水腫は，ウイルス感染や外リンパ瘻などの内耳疾患罹患後などにもみられるが，メニエール病の病態は，その原因を特定できない特発性内リンパ水腫である。内耳疾患に罹患した後に発症する内リンパ水腫は続発性内リンパ水腫であり，高度感音難聴に罹患した後，長い年月を経て発症する続発性内リンパ水腫が遅発性内リンパ水腫である。

18

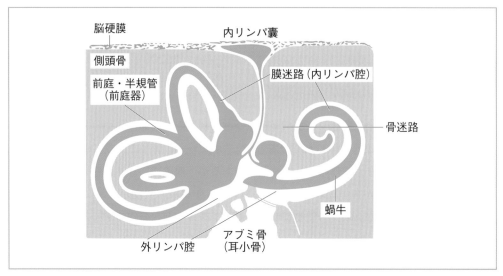

図1　内耳の構造

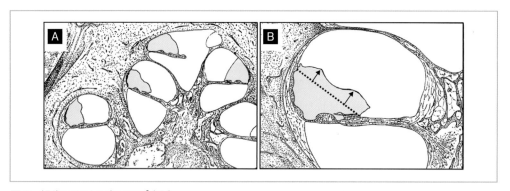

図2　蝸牛における内リンパ水腫
　　　A　蝸牛回転の断面　　B　Aの一部の拡大

参考文献

1）山川強四郎：メニエール氏症候を呈せし患者の聴器．日耳鼻 44：2310-2312, 1938.

2）Hallpike CS, Cairns H：Observation on the pathology of Mèniére's syndrome. J Laryngol Otol 53：625-655, 1938.

3）切替一郎，野村恭也編：新耳鼻咽喉科学　改訂 10 版．南山堂，東京，p19, 2004.

4）Paparella MM, Morizono T, Matsunaga T：Kyoshiro Yamakawa, MD, and temporal bone histopathology of Meniere's patient reported in 1938：Commemoration of the centennial of his birth. Arch Otolaryngol Head Neck Surg 118：660-662, 1992.

18. メニエール病の疫学

　わが国の疫学調査は，1970 年代に厚生省メニエール病調査研究班により開始され，2013年まで難治性疾患克服事業前庭機能異常に関する調査研究班，2014 年からは難治性疾患政策研究事業難治性平衡障害に関する調査研究班，2016 年からは難治性めまい疾患に関する調査研究班により疫学研究が継続されてきた[1-3]。わが国では研究班によるメニエール病確実例の診断基準には大きな変更がなく，同一の診断基準を用いた疫学調査が 40 年以上続くものは世界的にも他に類がない。

　メニエール病確実例の疫学的特徴を以下に示す[1-7]。調査開始時の 1970 年代は男性が多数であったが，1980 年代に入り，女性が多数となった。その他，既婚者の割合が多い。専門技術職に多く，農林漁業，技能生産単純労働者に少ない。几帳面で神経質な性格が多い。発症時間帯は早朝から夕方が多く，夜間は少ない，発症時状況は，頭脳労働時，肉体労働時，起床時，気象変化時に発症することが多い。発症誘因として精神的過労，肉体的過労，睡眠不足が多い。両側例は約 10％に認められる。気圧変化はメニエール病の発症に関与することが明らかとなった。近年，60 歳以上の高齢新規発症患者が増加している。本邦では人口高齢化のスピードが先進諸国で最も早く，今後，60 歳以上の高齢メニエール病患者が増加する可能性が指摘されている。

　メニエール病の有病率は，受療圏が限定的と考えられる特定地区（新潟県糸魚川，同県佐渡，岐阜県高山地区）の総合病院の受診患者を対象に 1995 年から経時的に調査が行われ，地区ごとに若干の異動はあるが人口 10 万人対 35〜48 人程度と推定された[8]。

参考文献

1) 水越鉄理，猪初男，石川和光，渡辺行雄，山崎晴子，渡辺勈，大久保仁：厚生省特定疾患メニエール病調査研究班によるメニエール病の疫学調査と症状調査（個人調査票・症状調査票による集計と対照例との比較）. 耳鼻臨床 70：1669-1686, 1977.
2) 渡辺勈，水越鉄理，大久保仁：「前庭機能異常」に関する疫学調査報告—個人調査票集計を中心に—. 耳鼻臨床 76：2426-2457, 1983.
3) 渡辺行雄，水越鉄理，中川肇，大井秀哉，将積日出夫，安村佐都紀，中江公裕，北原正章，矢沢代四郎，渡辺勈：メニエール病の症例対照調査結果—メニエール病確実例と対照例：めまい症例，一般症例，健康者との比較を中心に—. Equilibrium Res 50：1-10, 1991.
4) 中村晃英：メニエール氏病の気象学的考察. 耳鼻臨床 49：43, 1956.
5) 安田宏一，時田喬，宮田英雄，高安劭次，香取早苗，山崎勤，酒井昇，山川宗位，柳内統：札幌・立川・岐阜・福岡におけるメニエール病発作と気象に関する同時調査. 耳鼻 24：946-954, 1978.
6) 水越鉄理，将積日出夫，渡辺行雄：メニエール病の疫学 本邦の疫学研究を中心に. Equilibrium Res 56：219-233, 1997.
7) Shojaku H, Watanabe Y, Yagi T, Takahashi M, Takeda T, Ikezono T, Ito J, Kubo T, Suzuki M, Takumida M, Takeda N, Furuya N, Yamashita H：Peripheral Vestibular Disorder Research Committee of Japan：Changes in the characteristics of definite Meniere's disease over time in

Japan：a Long-term survey by the Peripheral Vestibular Disorder Research Committee of Japan, formerly the Meniere's Disease Research Committee of Japan. Acta Otolaryngol 129：155-160, 2009.

8）厚生労働省難治性疾患克服研究事業前庭機能異常に関する調査研究班（2008～2010年度）編：メニエール病の有病率. メニエール病診療ガイドライン　2011年版. 金原出版，東京，p.71，2011.

19. メニエール病の診断基準

　メニエール病の診断基準は，1974年にメニエール病が厚生省によって特定疾患に指定された際に「メニエール病診断の手引き」として作成され[1]，2008年度の厚生労働省難治性疾患克服研究事業前庭機能異常に関する調査研究班の研究活動の一環として改訂された[2]。この改訂基準の特徴は，メニエール病の病態を内リンパ水腫と位置づけ，メニエール病確実例の定義を簡潔化し，さらに1974年の診断基準のメニエール病疑い例を，メニエール病非定型例（蝸牛型）とメニエール病非定型例（前庭型）とし，その診断基準を明確にした点である[3]。

　一方，めまい学会基準は，日本めまい平衡医学会により1987年に作成され，2017年に改訂された[4]。本診療ガイドラインのメニエール病の診断基準は，日本めまい平衡医学会の「メニエール病診断基準2017年」を用いる。

　参考として，『メニエール病診療ガイドライン2011年版』およびバラニー学会により2015年に提唱された「メニエール病診断基準」を，巻末の「参考資料1. 他のメニエール病診断基準」（p.78）に掲載した。

参考文献

1）渡辺勈：厚生省研究班のメニエール病診断基準について. 耳鼻臨床 69：301-303, 1976.
2）厚生労働省難治性疾患克服研究事業前庭機能異常に関する調査研究班（2008～2010年度）編：メニエール病の診断基準. メニエール病診療ガイドライン 2011年版. 金原出版，東京，pp.8-11, 2011.
3）渡辺行雄：メニエール病診断基準の改定にあたって. Equilibrium Res 68：101-102, 2009.
4）池園哲郎，伊藤彰紀，武田憲昭，中村正，浅井正嗣，池田卓生，今井貴夫，重野浩一郎，高橋幸治，武井泰彦，山本昌彦，渡辺行雄：めまいの診断基準化のための資料 診断基準　2017年改定. Equilibrium Res 76：233-241, 2017.

19.1　日本めまい平衡医学会のメニエール病の診断基準 2017 年

　本ガイドラインのメニエール病の診断基準を以下に示す。本診断基準の特徴は，従来は症状のみ規定されたメニエール病確実例の診断に検査所見の項目が新たに加えられたことである。

1) メニエール病（Ménière's disease）診断基準 2017 年

A. 症状
1. めまい発作を反復する。めまいは誘因なく発症し，持続時間は 10 分程度から数時間程度。
2. めまい発作に伴って難聴，耳鳴，耳閉感などの聴覚症状が変動する。
3. 第Ⅷ脳神経以外の神経症状がない。

B. 検査所見
1. 純音聴力検査において感音難聴を認め，初期にはめまい発作に関連して聴力レベルの変動を認める。
2. 平衡機能検査においてめまい発作に関連して水平性または水平回旋混合性眼振や体平衡障害などの内耳前庭障害の所見を認める。
3. 神経学的検査においてめまいに関連する第Ⅷ脳神経以外の障害を認めない。
4. メニエール病と類似した難聴を伴うめまいを呈する内耳・後迷路性疾患，小脳，脳幹を中心とした中枢性疾患など，原因既知の疾患を除外できる。
5. 聴覚症状のある耳に造影 MRI で内リンパ水腫を認める。

診断

メニエール病確定診断例（Certain Ménière's disease）
　A. 症状の 3 項目を満たし，B. 検査所見の 5 項目を満たしたもの。

メニエール病確実例（Definite Ménière's disease）
　A. 症状の 3 項目を満たし，B. 検査所見の 1〜4 の項目を満たしたもの。

メニエール病疑い例（Probable Ménière's disease）
　A. 症状の 3 項目を満たしたもの。

[診断にあたっての注意事項]
　メニエール病の初回発作時には，めまいを伴う突発性難聴と鑑別できない場合が多く，診断基準に示す発作の反復を確認後にメニエール病確実例と診断する。

2) メニエール病非定型例（Atypical Ménière's disease）診断基準
(1) メニエール病非定型例（蝸牛型）（Cochlear type of atypical Ménière's disease）

A. 症状
1. 難聴，耳鳴，耳閉感などの聴覚症状の増悪，軽快を反復するが，めまい発作を伴わない。
2. 第Ⅷ脳神経以外の神経症状がない。

B. 検査所見

1. 純音聴力検査において感音難聴を認める。聴力型は低音障害型または水平型感音難聴が多い。
2. 神経学的検査において難聴に関連する第Ⅷ脳神経以外の障害を認めない。
3. メニエール病と類似した難聴を呈する内耳・後迷路性疾患，小脳，脳幹を中心とした中枢性疾患など，原因既知の疾患を除外できる。

診断

メニエール病非定型例（蝸牛型）確実例（Definite cochlear type of atypical Ménière's disease）

A. 症状の2項目を満たし，B. 検査所見の3項目を満たしたもの。

［診断にあたっての注意事項］

　急性低音障害型感音難聴の診断基準（厚生労働省難治性聴覚障害に関する調査研究班，2017年改訂）の参考事項2。蝸牛症状が反復する例がある，と記載されており，難聴が反復する急性低音障害型感音難聴とメニエール病非定型例（蝸牛型）とは類似した疾患と考えられる。

(2) メニエール病非定型例（前庭型）（Vestibular type of atypical Ménière's disease）

A. 症状

1. メニエール病確実例に類似しためまい発作を反復する。一側または両側の難聴などの聴覚症状を合併している場合があるが，この聴覚症状は固定性でめまい発作に関連して変動しない。
2. 第Ⅷ脳神経以外の神経症状がない。

B. 検査所見

1. 平衡機能検査においてめまい発作に関連して水平性または水平回旋混合性眼振や体平衡障害などの内耳前庭障害の所見を認める。
2. 神経学的検査においてめまいに関連する第Ⅷ脳神経以外の障害を認めない。
3. メニエール病と類似しためまいを呈する内耳・後迷路性疾患，小脳，脳幹を中心とした中枢性疾患など，原因既知の疾患を除外できる。

診断

メニエール病非定型例（前庭型）確実例（Definite vestibular type of atypical Ménière's disease）

A. 症状の2項目を満たし，B. 検査所見の3項目を満たしたもの。

[診断にあたっての注意事項]

メニエール病非定型例（前庭型）は，内リンパ水腫以外の病態による反復性めまい症との鑑別が困難な場合が多い。めまい発作の反復の状況，めまいに関連して変動しない難聴などの聴覚症状を合併する症例ではその状態などを慎重に評価し，内リンパ水腫による反復性めまいの可能性が高いと判断された場合にメニエール病非定型例（前庭型）と診断する。

20. メニエール病の重症度分類

本ガイドラインのメニエール病の重症度分類を以下に示す。厚生省特定疾患前庭機能異常調査研究分科会が1999年に作成したメニエール病の重症度分類を，日本めまい平衡医学会が2017年に改訂した[1]。

20.1 メニエール病重症度分類

A：平衡障害・日常生活の障害

0点：正常

1点：日常活動が時に制限される（可逆性の平衡障害）

2点：日常活動がしばしば制限される（不可逆性の軽度平衡障害）

3点：日常活動が常に制限される（不可逆性の高度平衡障害）

4点：日常活動が常に制限され，暗所での起立や歩行が困難（不可逆性の両側性高度平衡障害）

注：不可逆性の両側性高度平衡障害とは，平衡機能検査で両側の半規管麻痺を認める場合

B：聴覚障害

0点：正常

1点：可逆的（低音部に限局した難聴）

2点：不可逆的（高音部の不可逆性難聴）

3点：中等度進行（中等度以上の不可逆性難聴）

4点：両側性高度進行（不可逆性の両側性高度難聴）

注：不可逆性の両側性高度難聴とは，純音聴力検査で平均聴力が両側70 dB以上で70 dB未満に改善しない場合

C：病態の進行度

0点：生活指導のみで経過観察を行う。

1点：可逆性病変に対して保存的治療を必要とする。

2点：保存的治療によっても不可逆性病変が進行する。

3点：保存的治療に抵抗して不可逆性病変が高度に進行し，侵襲性のある治療を検討する。

4点：不可逆性病変が高度に進行して後遺症を認める。

20.2　メニエール病総合的重症度

Stage 1：準正常期

A：0点，B：0点，C：0点

Stage 2：可逆期

A：0〜1点，B：0〜1点，C：1点

Stage 3：不可逆期

A：1〜2点，B：1〜2点，C：2点

Stage 4：進行期

A：2〜3点，B：2〜3点，C：3点

Stage 5：後遺症期

A：4点，B：4点，C：4点

参考文献

1) 池園哲郎，伊藤彰紀，武田憲昭，中村正，浅井正嗣，池田卓生，今井貴夫，重野浩一郎，高橋幸治，武井泰彦，山本昌彦，渡辺行雄：めまいの診断基準化のための資料　診断基準　2017年改定．Equilibrium Res 76：233-241, 2017.

21.　鑑別診断

　メニエール病や遅発性内リンパ水腫は，急性めまいで受診することが多い。急性めまいの鑑別診断には，日本めまい平衡医学会が作成した急性めまいのフローチャートが有用であるため，以下に掲載する（**図3，4**）[1]。また，良性発作性頭位めまい症（BPPV），前庭神経炎，めまいを伴う突発性難聴，急性低音障害型感音難聴などが鑑別診断に上がるため，巻末の「参考資料2．鑑別疾患の診断基準」に各疾患の診断基準を掲載した（p.82）。

21.1　急性めまいの診療フローチャート

1) 問診（図3）

　発症様式，誘因・合併症，蝸牛症状，中枢症状で中枢性，末梢性の見当を付ける。

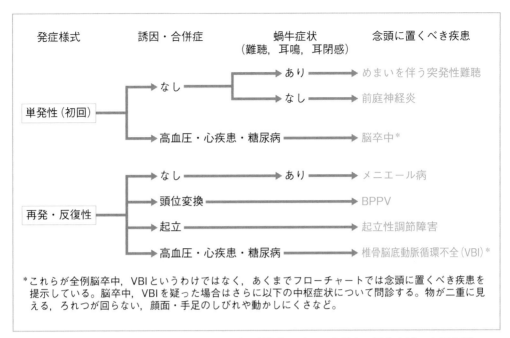

図3　急性めまい診断フローチャート：問診（発症様式，誘因・合併症，蝸牛症状，中枢症状）

2) 診察（図4）

(1) 急性めまい診療では頻度は多くないが致死性疾患の除外が重要

・ショックや失神を「めまい」と訴える場合がある

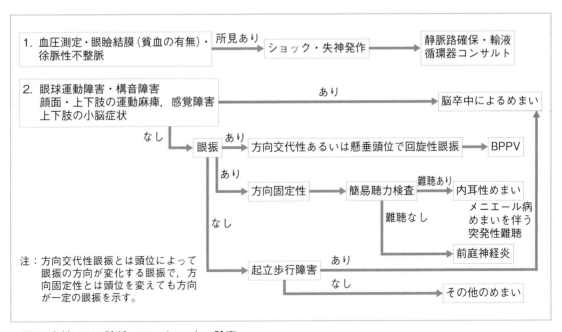

図4　急性めまい診断フローチャート：診察

→血圧，眼瞼結膜チェック。低血圧はショックの，高血圧は脳卒中のサイン。

・脳卒中によるめまいの診断

　→眼球運動障害・構音障害の有無，顔面・上下肢の運動麻痺，感覚障害の有無，小脳症状の有無。

(2) 致死性疾患除外後，眼振所見から診断を進める

・方向固定性眼振を認めた場合は一側性内耳障害の可能性が高い。音叉やストップウオッチによる簡易聴力検査が有用。

・方向交代性眼振（あるいは懸垂頭位での回旋性眼振）を認めた場合は BPPV の可能性が高い。

・急性めまいを訴えるにもかかわらず，中枢所見・眼振とも認めない場合は起立・歩行をチェック。異常を認める場合は再度脳卒中によるめまいも考える。

参考文献

1) 宇佐美真一，北原糺，室伏利久，内藤泰，牛尾宗貴，宇野敦彦，城倉健，杉内友理子，関根和教，中村正，伏木宏彰：急性期めまいの診療フローチャート．Equilibrium Res 78：607-610, 2019.

21.2　良性発作性頭位めまい症

　良性発作性頭位めまい症（BPPV：benign paroxysmal positional vertigo）は，特定頭位で誘発されるめまい（頭位誘発性めまい）を主徴とし，これに随伴する眼振を特徴とする疾患である。メニエール病で生じるめまいは，特定の誘因なく発症する点で BPPV とは異なる。めまいの持続時間についても BPPV では 1 分以内のことが多く，メニエール病より短い。また，メニエール病ではめまい発作に伴って聴覚症状（耳鳴，難聴，耳閉感など）の変動がみられるのに対して，BPPV ではめまいに随伴する聴覚症状がみられない点が大きく異なる。日本めまい平衡医学会の良性発作性頭位めまい症の診断基準 2017 年を，巻末の「参考資料 2. 鑑別疾患の診断基準」に掲載した（p.82）。

21.3　前庭神経炎

　前庭神経炎のめまいは突発性に発症し，強い回転性めまいが持続する。その際，蝸牛症状（耳鳴，難聴など）を伴わないのが特徴であり，めまい発作に伴って聴覚症状の変動がみられるメニエール病とは異なる。また，前庭神経炎のめまい発作は通常 1 回のことが多く，めまいの反復を特徴とするメニエール病とは異なる。めまいの持続時間についても，前庭神経炎では 24 時間以上にわたることが多く，10 分程度から数時間程度のめまい発作を特徴とするメニエール病より長い。日本めまい平衡医学会の前庭神経炎の診断基準 2017 年を，巻末の「参考資料 2. 鑑別疾患の診断基準」に掲載した（p.85）。

21.4　めまいを伴う突発性難聴

　突発性難聴の約40%にめまいを伴う。メニエール病に伴う聴力閾値上昇は低音域に起こることが多いが，突発性難聴には限定なく，隣り合う3周波数で各30 dB以上の難聴が72時間以内に生じた場合を診断基準としている。突発性難聴の場合は，めまい発作を繰り返すことはないが，メニエール病の初回発作との鑑別は難しいことがある。突発性難聴の場合は，めまい発作を繰り返すことはない。そのため，めまい発作と突発性の難聴で発症し，一側耳の低音障害型難聴を示す症例は，メニエール病の初回発作が強く疑われるが「めまいを伴う突発性難聴」と診断し，第2回目の発作が起これば「メニエール病」と診断する。日本聴覚医学会の突発性難聴の診断基準2018年を，巻末の「参考資料2. 鑑別疾患の診断基準」に掲載した（p.85）。

21.5　急性低音障害型感音難聴

　急性低音障害型感音難聴は，急性あるいは突発性に蝸牛症状（耳閉感，耳鳴，難聴など）が発症する疾患のうち，障害が低音域に限定された感音難聴を呈する疾患である。メニエール病と違い，めまいを伴わず，低音域3周波数（0.125 kHz，0.25 kHz，0.5 kHz）の聴力レベルの合計が70 dB以上かつ高音域3周波数（2，4，8 kHz）の聴力レベルの合計が60 dB以下の場合が確実例とされる。しかし，軽いめまいを訴える例，蝸牛症状を反復する例があることから，メニエール病に移行する例が存在することを念頭におくべきである。聴覚症状の発作が1回の場合，すなわち急性感音難聴は急性低音障害型感音難聴または突発性難聴と診断し，難聴を反復した場合にメニエール病非定型例（蝸牛型）と診断する。急性低音障害型感音難聴の診断基準（厚生労働省難治性聴覚障害に関する調査研究班，2017年改訂）を，巻末の「参考資料2. 鑑別疾患の診断基準」に掲載した（p.86）。

22.　メニエール病の症状

　メニエール病では，難聴，耳鳴，耳閉感などの聴覚症状に伴うめまい発作を反復する。メニエール病でみられるめまいと聴覚症状の特徴を以下に記す。

22.1　めまい

　メニエール病の発作時のめまいは，回転性めまいが多数（約80%）である。しかし，浮動性めまいを訴える症例もある。めまいは特別の誘因なく発症し，嘔気・嘔吐を伴うことが多い。発作時に難聴，耳鳴，耳閉感などの聴覚症状を随伴する。しかし，意識障害，複視，視力障害，構音障害，嚥下障害・誤嚥，感覚障害，運動障害，小脳症状・失調，激しい頭痛などのめまいや聴覚症状以外の中枢神経症状を示すことはない。

　メニエール病のめまいの持続時間は，10 分程度から数時間程度である。数秒～数十秒程度のきわめて短いめまいが主徴である場合，メニエール病は否定的である。American Academy of Otolaryngology-Head and Neck Surgery（AAO-HNS）のメニエール病診断基準（1995）[1] では，めまい発作の持続時間を 20 分以上としている。一方，バラニー学会のメニエール病診断基準[2] では，20 分から 12 時間とされている。以前に行われたメニエール病調査研究班の症状調査[3] では，30 分～6 時間が多数（約 50％）であるが，6～12 時間の長時間の症例も少なくなかった（約 20％）。

　発作回数は週数回の高頻度から年数回程度まで多様である。また，ある時点からめまい発作が急速に群発化（cluster 化）する場合がある。メニエール病の発症初期には，「寝ている以外何もできない」あるいは「仕事ができない」ほどの高度のめまい症状を示す例が多数である。めまいの程度はめまい発作を反復すると軽症化することが多いが，発症後 5 年程度の症例でも，約半数が発作時には就労不能の強いめまいを訴える。

　メニエール病のめまいは，発作期が過ぎると軽減し消失する。間歇期には強いめまい症状はないが，症例によっては浮動感などを訴える症例がある。以前の前庭機能調査研究班のメニエール病確実例 520 例の調査[3] では，メニエール病の経過年数は，全体の約 70％が 4 年以上の長期経過例であった。また，発症 1 年以内の症例の経過を追跡した結果では[4]，3 年以上めまい発作が継続した例は約 30％であった。このことから，メニエール病では発症後 2～3 年で軽快する症例と長期にわたって発作を反復する重症例に二分される。重症例では，患者の社会生活に与える影響がきわめて大きい。

参考文献

1) Committee on Hearing and Equilibrium guidelines for the diagnosis and evaluation of therapy in Ménière's disease. American Academy of Otolaryngology-Head and Neck Foundation, Inc. Otolaryngol Head Neck Surg. 113：181-185, 1995.
2) Lopez-Escamez JA, Carey J, Chung WH, Goebel JA, Magnusson M, Mandalà M, Newman-Toker DE, Strupp M, Suzuki M, Trabalzini F, Bisdorff A；Classification Committee of the Barany Society；Japan Society for Equilibrium Research；European Academy of Otology and Neurotology（EAONO）；Equilibrium Committee of the American Academy of Otolaryngology-Head and Neck Surgery（AAO-HNS）；Korean Balance Society：Diagnostic criteria for Menière's disease. J Vestib Res 25：1-7, 2015.
3) 水越鉄理，猪初男，石川和光，渡辺行雄，山崎晴子，渡辺勧，大久保仁：厚生省特定疾患メニエール病調査研究班によるメニエール病の疫学調査と症状調査（個人調査票・症状調査票による集計と対照例との比較）．耳鼻臨床 70：1669-1686, 1977.
4) 水越鉄理，渡辺行雄，大橋直樹，大野吉昭，渡辺勧，大久保仁：厚生省特定疾患メニエール病初期症例の追跡調査成績．耳鼻臨床 75：1150-1164, 1982.

22.2　聴覚症状

　メニエール病の聴覚症状は，主徴が難聴であり，耳鳴，耳閉感，聴覚過敏などが合併することが多い。難聴が軽度の場合は自覚的に難聴を訴えず，耳鳴，耳閉感が主徴となる場合も

ある。メニエール病の聴覚症状は，めまい発作に関連して発症して増強した後に軽快する変動性であることが特徴である。

メニエール病の聴覚症状は，めまい発作前に発現することが多く（約60%），次いでめまい発作とほぼ同時に発現する（約30%）。一方，めまい発作が軽快した後に聴覚症状が発現する症例は少数である[1]。

めまい発作後に難聴を中心とした聴覚症状は軽減する。しかし，多くの症例で軽度の聴覚症状が残存する。難聴はメニエール病の罹病期間が長期化して発作を反復するにつれて次第に高度化する。一側メニエール病の患側耳聴力（調査時点での最良時聴力：4分法平均）は，発症2年以内の症例では20 dB以下の症例が50〜60%であるが，3年以上の症例では21〜60 dBの症例が増加し，経過年数とともに難聴が悪化する。しかし，60 dB以上の症例は10年以上の経過症例でも10%以下であり，一側メニエール病の聴力障害は中等度難聴にとどまる症例が大多数である[2]。

参考文献

1) 水越鉄理，猪初男，石川和光，渡辺行雄，山崎晴子，渡辺勋，大久保仁：厚生省特定疾患メニエール病調査研究班によるメニエール病の疫学調査と症状調査（個人調査票・症状調査票による集計と対照例との比較）．耳鼻臨床 70：1669-1686, 1977.
2) Sato G, Sekine K, Matsuda K, Ueeda H, Horii A, Nishiike S, Kitahara T, Uno A, Imai T, Inohara H, Takeda N：Long-term prognosis of hearing loss in patients with unilateral Ménière's disease. Acta Otolaryngol 134：1005-1010, 2014.

23.　メニエール病の検査

メニエール病は，難聴，耳鳴，耳閉感などの聴覚症状と伴うめまい発作を反復する疾患であり，その病態は内リンパ水腫である。メニエール病に対する検査としては，聴覚症状に対する聴覚機能検査，めまいに対する平衡機能検査，生理学的検査によって内リンパ水腫の有無を推定する内リンパ水腫推定検査，画像によって内リンパ水腫を描出する内耳造影MRI検査がある。

23.1　聴覚機能検査

メニエール病の難聴の特徴は，発症初期では低音障害型感音難聴である（図5）。変動し可逆性のことが多い。しかし，めまい発作を反復すると次第に難聴が中・高音域に及んで山型感音難聴となる（図6）。40dB以上に進行した水平型感音難聴になると，難聴の進行は停止して不可逆性になる。発症初期は一側性難聴であるが経過中に対側の良聴耳にも難聴が発症し，両側性難聴（両側メニエール病）になる症例がある。

参考文献
1）日本聴覚医学会編：聴覚検査の実際，改訂第3版，東京，南山堂，2009.

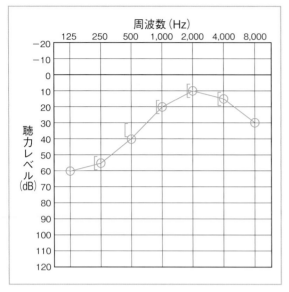

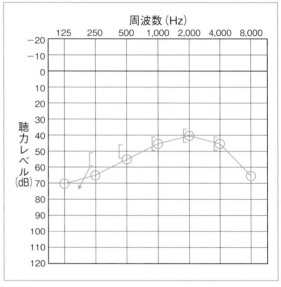

図5　メニエール病の低音障害型感音難聴

図6　中・高音域に難聴が及んだ山型感音難聴

23.2　平衡機能検査

　　回転性めまい発作の急性期には患側耳向きの刺激性眼振が認められ，その後，健側耳向き
の麻痺性眼振に変化することが多い（**図7**）。発症初期は半規管麻痺（CP）を認めないが，
めまい発作を繰り返すと次第に内耳前庭機能が障害され，非発作期でも平衡障害を訴えるよ
うになる。

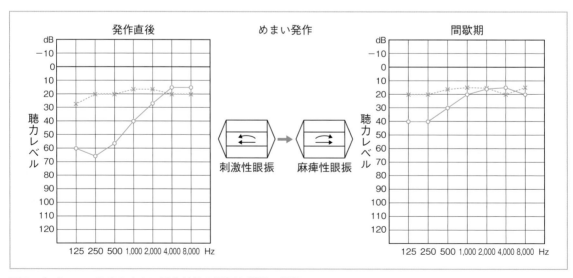

図7　右メニエール病のめまい発作前後の眼振と難聴の推移

参考文献
1) 日本めまい平衡医学会編：「イラスト」めまいの検査　改訂第2版. 診断と治療社，東京，2009.
2) 日本めまい平衡医学会編：CD-ROM「日常診療での平衡機能検査」. 2001.

23.3　内リンパ水腫推定検査

メニエール病の病態である内リンパ水腫の存在を推定する生理検査は，内リンパ水腫推定検査と呼ばれている。蝸牛の内リンパ水腫推定検査としてはグリセロール検査，蝸電図がある。前庭系の内リンパ水腫推定検査としては，フロセミド検査，利尿剤負荷 cVEMP がある。

1) 蝸電図検査（図 8）

内リンパ水腫症例では蝸電図の −SP 振幅が増大し，dominant negative SP と呼ばれる。この現象を利用して −SP と AP の振幅比から内リンパ水腫を推定する検査である[1,2]。蝸電図は針電極による鼓室内誘導が推奨される。クリック音刺激で音圧は 80 dBnHL 前後，刺激間隔は 100 msec 前後が推奨される。−SP/AP は 0.40 前後以上を陽性とするが，検査条件により影響されるため，あらかじめ各施設で正常範囲を決めることが望ましい。

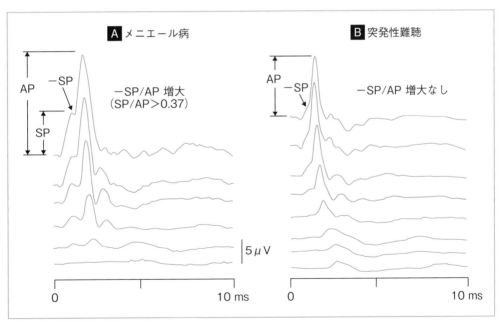

図8　蝸電図検査
　　メニエール病では −SP/AP が増大している。

参考文献
1) 北原正章：メニエール病の診断・検査・治療に関する資料（厚生省特定疾患前庭機能異常調査

32

研究班）1988〜1990. Equilibrium Res Suppl 7：147-149, 1991.
2）Gibson WP, Moffat DA, Ramsden RT：Clinical electrocochleography in the diagnosis and management of Meneère's disease. Audiology 16：389-401, 1977.

2) グリセロール検査（図 9）

　グリセロール検査は，グリセロールの浸透圧利尿効果によって内リンパ水腫を軽減させ，聴力改善を指標に内リンパ水腫を推定する検査である[1,2]。1.3 g/kg のグリセロールに同量の生理食塩水を加えて内服させるか，10％グリセロール注射薬 200 mL または 500 mL を点滴静注し，投与前と投与後 3 時間までの聴力変化を 30 分間隔で測定する[2,3]。判定法は数種類が報告されているが，代表的な判定方法は以下である。経過中に 2 周波数以上で 10 dB 以上の聴力改善をみた場合に陽性，3 周波数（250 Hz，500 Hz，1 kHz）で平均 5.0 dB の改善か 1 周波数で 10 dB の改善をみた場合に疑陽性と判定する。

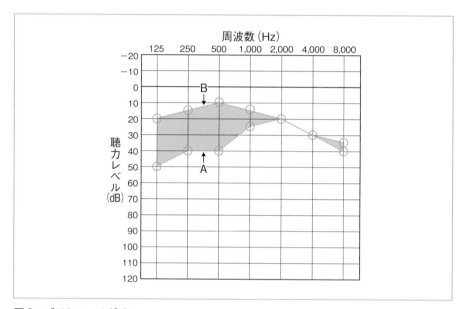

図 9　グリセロール検査
　　　A：グリセロール静注前。B：静注後 120 分。低音域を中心に聴力改善があり陽性。

参考文献

1）Klockhoff I, Lindblom U：Endolymphatic hydrops revealed by glycerol test. Preliminary report. Acta Otolaryngol 61：459-462, 1966.
2）北原正章：メニエール病の診断・検査・治療に関する資料（厚生省特定疾患前庭機能異常調査研究班）1988〜1990. Equilibrium Res Suppl 7：147-149, 1991.
3）Aso S, Kimura H, Takeda S, Mizukoshi K, Watanabe Y：The intravenously administered glycerol test. Acta Otolaryngol Suppl 504：51-54, 1993.

3) フロセミド検査

フロセミド検査は，ループ系利尿薬であるフロセミドにより内リンパ水腫を軽減させ，温度刺激眼振反応の緩徐相速度の改善を指標として前庭系，とくに半規管系の内リンパ水腫を推定する検査である[1,2]。フロセミド 20 mg の静注前と静注 60 分後の温度刺激眼振反応の最大緩徐相速度を比較し，10％以上増加した場合を陽性とする。この検査は別法として回転刺激検査（VOR）を指標とするフロセミド VOR 検査があり，温度刺激検査より簡易に施行できる[3]。

参考文献

1) 北原正章：メニエール病の診断・検査・治療に関する資料（厚生省特定疾患前庭機能異常調査研究班）1988〜1990. Equilibrium Res Suppl 7：147-149, 1991.
2) Futaki T, Kitahara M, Morimoto M：The furosemid test for Ménière's disease. Acta Otolaryngol 79：419-524, 1975.
3) Ito M, Watanabe Y, Shojaku H, Kobayashi H, Aso S, Mizukoshi K：Furosemide VOR test for the detection of endolymphatic hydrops. Acta Otolaryngol Suppl 504：55-57, 1993.

4) 利尿剤負荷 cVEMP 検査

利尿剤負荷 cVEMP 検査は，グリセロールやフロセミドにより内リンパ水腫を軽減させ，耳石器機能検査法である前庭誘発筋電位（VEMP：vestibular evoked myogenic potential）の改善を指標として前庭系，とくに耳石器系の内リンパ水腫を推定する検査である。VEMP のうち，胸鎖乳突筋で記録される cVEMP（cervical VEMP）を用いる。

(1) グリセロール負荷 cVEMP 検査（図 10）

グリセロールによる浸透圧利尿効果によって内リンパ水腫を軽減させ，球形嚢の内リンパ水腫を推定する検査である[1-3]。

グリセロール 1.3 g/kg に同量の生理食塩水を加えて内服させるか，10％グリセロール注射薬 500 mL を点滴静注する。グリセロール負荷前の 500 Hz トーンバーストによる cVEMP と，負荷 2 時間後または 3 時間後に測定した cVEMP の比較により判定する。評価は p13-n23 の振幅値の改善率を用いる。改善率は以下の式で算出する。

$$改善率（\%）= \frac{CApost - CApre}{CApost + CApre} \times 100$$

CApre＝グリセロール負荷前 p13-n23 振幅，CApost＝グリセロール負荷後 p13-n23 振幅

10％グリセロール注射薬 500 mL の点滴静注 2 時間後の改善率が 21.8％以上の場合を陽性とする基準が報告されている[3]。

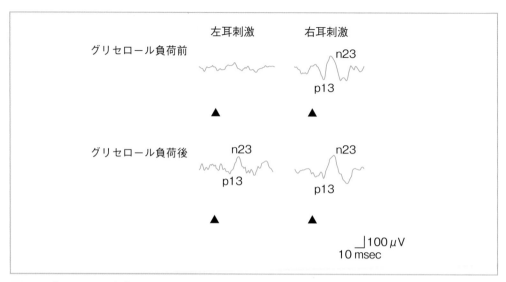

図 10　グリセロール負荷 cVEMP 検査
　　　グリセロール負荷前には左耳刺激（500 Hz トーンバースト 125 dBSPL）に対して反応なし。
　　　10％グリセロール 500 mL 点滴静注後に反応（p13-n23）が出現したため陽性。

(2) フロセミド負荷 cVEMP 検査

　フロセミド負荷 cVEMP 検査は，ループ系利尿薬であるフロセミドにより内リンパ水腫を軽減させ，球形嚢の内リンパ水腫を推定する検査である。フロセミド注射薬 20 mg の静注前の 500 Hz トーンバーストによる cVEMP の p13-n23 の振幅と静注 60 分後の cVEMP の振幅の比較により判定する。改善率のカットオフ値を 14.2％とする報告がある[7]。

参考　cVEMP の周波数特性を指標とした内リンパ水腫推定検査（tuning property test）

　健常者の cVEMP 振幅は 500 Hz 付近の刺激音に対して最大となり，より高い周波数の刺激音では振幅が減弱する[4]。この周波数特性の指標として，500 Hz−1000 Hz cVEMP slope 値を算出し，内リンパ水腫を推定する方法が試みられている[5]。500 Hz−1000 Hz cVEMP slope 値は，以下の式で算出される。

$$500\,\mathrm{Hz}-1000\,\mathrm{Hz}\ \mathrm{cVEMP\ slope\ 値} = \frac{CA500-CA1000}{CA500+CA1000} \times 100$$

CA500＝500 Hz トーンバースト p13-n23 振幅，CA1000＝1000 Hz トーンバースト p13-n23 振幅

　500 Hz−1000 Hz cVEMP slope 値により，cVEMP の反応が 500 Hz よりも 1000 Hz で大きい場合に内リンパ水腫陽性と判定する。カットオフ値を −19.9 とする報告がある[6]。薬物負荷の必要のない cVEMP を用いた内リンパ水腫推定検査のため，簡便である。グリセ

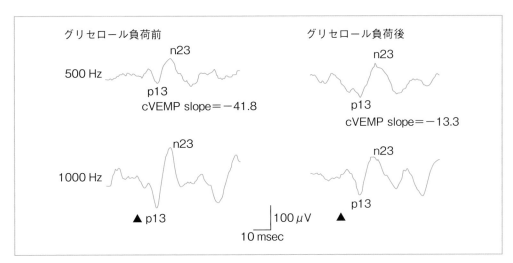

図 11　グリセロール負荷 cVEMP 検査と tuning property test の併用
　　　　グリセロール負荷 cVEMP 検査の改善率は陽性基準を満たさなかったが，グリセロール負荷
　　　　前に陽性であった 500 Hz−1000 Hz cVEMP slope 値がグリセロール負荷後に正常化した。

ロール負荷 cVEMP 検査と tuning property test を併用する方法も提案されている[3]（**図 11**）。

参考文献

1）Murofushi T, Matsuzaki M, Takegoshi H：Glycerol affects vestibular evoked myogenic potentials in Meniere's disease. Auris Nasus Larynx 28：205-208, 2001.

2）Shojaku H, Takemori S, Kobayashi K, Watanabe Y：Clinical usefulness of glycerol vestibular-evoked myogenic potentials：preliminary report. Acta Otolaryngol Suppl. 545：65-68, 2001.

3）Murofushi T, Komiyama S, Suizu R：Detection of saccular endolymphatic hydrops in Ménière's disease using a modified glycerol cVEMP test in combination with the tuning property test. Otol Neurotol 37：1131-1136, 2016.

4）Rauch SD, Zhou G, Kujawa SG, Guinan JJ, Herrmann BS：Vestibular evoked myogenic potentials show altered tuning in patients with Ménière's disease. Otol Neurotol 25：333-338, 2004.

5）Murofushi T, Ozeki H, Inoue A, Sakata A：Does migraine-associated vertigo share a common pathophysiology with Meniere's disease? Study with vestibular-evoked myogenic potential. Cephalalgia 29：1259-1266, 2009.

6）Murofushi T, Tsubota M, Suizu R, Yoshimura E：Is alteration of tuning property in Cervical Vestibular-Evoked Myogenic Potential Specific for Ménière's disease? Front Neurol 8：193, 2017.

7）Seo T, Shiraishi K, Kobayashi T, Mutsukazu K, Fujita T, Saito K, Doi K：Revision of furosemide-loading vestibular-evoked myogenic potential protocol for detecting endolymphatic hydrops. Acta Otolaryngol 137：1244-1248, 2017.

5）メニエール病の内リンパ水腫推定検査の陽性率

　メニエール病確実例における蝸牛系内リンパ水腫推定検査[1-4] では，グリセロールテスト

の陽性率は 43〜63％ と報告されている。蝸電図の陽性率は 46〜71％ と報告されている。一方，前庭系内リンパ水腫推定検査のうち，外側半規管の内リンパ水腫推定検査の陽性率は，温度刺激検査を用いたフロセミド検査では 40〜80％，振子様回転検査を用いたフロセミド VOR 検査では 52〜60％ であった[5]。球形嚢の内リンパ水腫推定検査は cVEMP を用いて行われ，グリセロール（フロセミド）負荷 cVEMP 検査の陽性率は 40〜59％ であった[3,4,6]。複数の内リンパ水腫推定検査を組み合わせることで陽性率は向上する。

参考文献

1) Aso S, Kimura H, Takeda S, Mizukoshi K, Watanabe Y：The intravenously administered glycerol test. Acta Otolaryngol Suppl 504：51-54, 1993.
2) Ito M, Watanabe Y, Shojaku H, Kobayashi H, Aso S, Mizukoshi K：Furosemide VOR test for the detection of endolymphatic hydrops. Acta Otolaryngol Suppl 504：55-57, 1993.
3) Shojaku H, Takemori S, Kobayashi K, Watanabe Y：Clinical usefulness of glycerol vestibular-evoked myogenic potentials：preliminary report. Acta Otolaryngol Suppl 545：65-68, 2001.
4) Seo T, Node M, Yukimasa A, Sakagami M：Furosemide loading vestibular evoked myogenic potential for unilateral Ménière's disease. Otol Neurotol 24：283-288, 2003.
5) Futaki T, Kitahara M, Morimoto M：The furosemid test for Ménière's disease. Acta Otolaryngol 79：419-424, 1975.
6) Murofushi T, Matsuzaki M, Takegoshi H：Glycerol affects vestibular evoked myogenic potentials in Meniere's disease. Auris Nasus Larynx 28：205-208, 2001.

23.4　内リンパ水腫画像検査

1）内リンパ水腫画像検査の原理

　内耳造影画像検査により，内リンパ水腫を画像的に評価する。通常量鼓室内投与[1,2]や高用量静脈内投与[3]の侵襲性を回避するため，最近では，通常量のガドリニウム造影剤を静脈内に投与する経静脈法で行われることが多い[4]。造影剤は経静脈投与 4 時間後に外リンパ腔に到達し，内リンパ腔は造影されないと考えられる。非内リンパ水腫疾患の内耳はほとんどが外リンパ腔であり，造影剤によって造影される。一方，内リンパ水腫疾患の内耳では造影剤が入らない内リンパ腔が拡大しているため，蝸牛および前庭における内リンパ水腫は造影欠損像として確認される。

2）内リンパ水腫画像検査の種類

　日本では既に広く 3 テスラ MRI 装置が普及しており，頭部撮像においてその性能を最も発揮できる 32 チャンネル頭部コイルも多くの施設で使用されている。MRI の画像解像度はこの 2 条件によって規定されるところが大きい。内耳造影 MRI による内リンパ水腫画像検査には，3 テスラ MRI 装置に 32 チャンネル頭部コイルを併せて用いることが多い[4]。

3) 内耳造影 MRI の撮像方法

　造影剤静注前と，通常量のガドリニウム造影剤を静脈内に投与した後に造影剤が外リンパ腔に到達する 4 時間後の 2 回，撮像する。3D-FLAIR constant 2250＋INV 2050 の画像を構成し，HYDROPS（hybrid of reversed image of positive endolymph signal and negative image of perilymph signal）法で処理を行う。内リンパ水腫は，蝸牛と前庭における造影欠損として認められる[4]。HYDROPS 画像を取得するのに必要な撮像時間は 20 分以内である。

4) 内リンパ水腫の判定（図 12）

　内リンパ水腫の有無の判定は，Nakashima, et al., 2009 の判定基準が用いられることが多い[2]。蝸牛水腫の判定基準は，蝸牛軸付近の水平断を使用し，基底回転を中心に観察，蝸牛管断面積が前庭階外リンパの断面積を超えた場合に著明な内リンパ水腫と判定する。また，ライスネル膜の位置に偏位があり，蝸牛管の拡張がみられるが，蝸牛管の断面積が前庭階外リンパの断面積を超えない場合，軽度の内リンパ水腫と判定する。

　前庭水腫の判定基準は，前庭が最大面積となるスライスを中心に評価し，半規管膨大部は評価から除外した。内リンパ断面積が全前庭の 1/2 を超えた場合を著明な内リンパ水腫と判定し，内リンパ断面積が全前庭の 1/3 より大きく，1/2 以下である場合を軽度の内リンパ水腫と判定する。

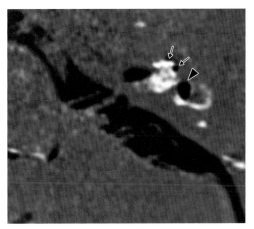

図 12　左メニエール病患者の内リンパ水腫画像検査
蝸牛と前庭に著明な内リンパ水腫を認める。
矢印：蝸牛水腫，矢頭：前庭水腫。

5) メニエール病の内リンパ水腫画像検査の陽性率

　内耳造影 MRI によるメニエール病患者の患側耳の内リンパ水腫陽性率は 73.2〜94.2％[5-7] であり，他の内リンパ水腫推定検査と比較して高い陽性率が報告されている。また，内リンパ水腫画像検査と内リンパ水腫推定検査の間の相関も報告されている[8,9]。しかし，メニエール病患者の健側耳の 14.1〜53.1％にも内リンパ水腫が陽性であり[5,6]，メニエール病の

両側化との関係が推定されている。一方，非内リンパ水腫疾患の患者の内耳にも内リンパ水腫が認められることから（例えば耳硬化症では6.3%[10]），内リンパ水腫は多様な病理で形成される可能性が示唆されている[11]。

参考文献

1) Nakashima T, Naganawa S, Sugiura M, Teranishi M, Sone M, Hayashi H, Nakata S, Katayama N, Ishida IM：Visualization of endolymphatic hydrops in patients with Ménière's disease. Laryngoscope 117：415-420, 2007.

2) Nakashima T, Naganawa S, Pyykko I, Gibson WP, Sone M, Nakata S, Teranishi M：Grading of endolymphatic hydrops using magnetic resonance imaging. Acta Otolaryngol Suppl 129：5-8, 2009.

3) Naganawa S, Komada T, Fukatsu H, Ishigaki T, Takizawa O：Observation of contrast enhancement in the cochlear fluid space of healthy subjects using a 3D-FLAIR sequence at 3 Tesla. Eur Radiol 16：733-737, 2006.

4) Naganawa S, Yamazaki M, Kawai H, Bokura K, Sone M, Nakashima T：Imaging of Ménière's disease after intravenous administration of single-dose gadodiamide：utility of subtraction images with different inversion time. Magn Reson Med Sci 11：213-219, 2012.

5) Yoshida T, Sugimoto S, Teranishi M, Otake H, Yamazaki M, Naganawa S, Nakashima T, Sone M：Imaging of the endolymphatic space in patients with Ménière's disease. Auris Nasus Larynx 45：33-38, 2018.

6) 伊藤妙子，乾洋史，塩崎智之，藤田信哉，和田佳郎，山中敏彰，北原糺：当院めまいセンターにおけるメニエール病内リンパ水腫陽性率の検討 Equilibrium Res 77：158-164, 2018.

7) Pyykkö I, Nakashima T, Yoshida T, Zou J, Naganawa S：Meniere's disease：a reappraisal supported by a variable latency of symptoms and the MRI visualization of endolymphatic hydrops. BMJ Open 3：e001555, 2013.

8) Yamamoto M, Teranishi M, Naganawa S, Otake H, Sugiura M, Iwata T, Yoshida T, Katayama N, Nakata S, Sone M, Nakashima T：Relationship between the degree of endolymphatic hydrops and electrocochleography. Audiol Neurootol 15：254-260, 2010.

9) Katayama N, Yamamoto M, Teranishi M, Naganawa S, Nakata S, Sone M, Nakashima T：Relationship between endolymphatic hydrops and vestibular-evoked myogenic potential. Acta Otolaryngol 130：917-923, 2010.

10) Liston SL, Paparella MM, Mancini F, Anderson JH：Otosclerosis and endolymphatic hydrops. Laryngoscope 94：1003-1007, 1984.

11) Kiang NYS：An auditory physiologist's view of Ménière syndrome. In Nadol JB Jr, ed. Second International Symposium on Ménière's disease. Kugler & Ghedini, Amsterdam, pp. 13-24, 1989.

24. メニエール病の治療

メニエール病の治療は急性期と間歇期に分けられる。急性期の治療は，めまい症状の軽減と感音難聴の改善を目的に行われ，間歇期の治療はめまいの発作予防を目的に行われる。

24.1　急性期の治療

1）メニエール病のめまい発作急性期の治療

　めまいが高度の場合は原則入院させ，まず7%炭酸水素ナトリウム注射液の点滴静注（～250 mL）を行う。エビデンスは確立されていないが，経験的にメニエール病を含む急性めまいに効果があると考えられており，広く治療に用いられている。なお，炭酸水素ナトリウム注射液は急速な静注を行うと血管痛が発現することがあるので注意を要する。同時に，必要に応じて制吐薬や抗不安薬を投与する。入院中の治療と入院期間は，症状の経過と眼振所見，体平衡障害などの他覚所見により決定する。また，めまい症状が比較的軽度の場合は，炭酸水素ナトリウム注射液点滴後に抗めまい薬などの処方で帰宅させることも可能である。

入院治療

1. 7%炭酸水素ナトリウム注射液　～250 mL　点滴静注
2. 生理食塩水/維持輸液　500～1000 mL　点滴静注
3. 制吐薬：メトクロプラミド　10 mg 筋注/静注，またはドンペリドン 60 mg 座薬
4. 抗不安薬：ジアゼパム　5 mg または 10 mg 筋注

在宅治療

1. 抗めまい薬：以下のいずれかを単独または併用
   ジフェニドール 75 mg 分3
   ベタヒスチン 36 mg 分3
   アデノシン3リン酸 300 mg 分3
2. 抗ヒスタミン薬
   ジフェンヒドラミン1錠 めまい時頓用 1日3回まで

参考文献
1）野村泰之：めまいの薬物療法. Equilibrium Res 78：7-15, 2019.

2）メニエール病のめまい発作に伴う急性感音難聴の治療

　めまいに随伴した急性感音難聴に対する治療を行う場合には，突発性難聴の治療と同様に行う。『急性感音難聴診療の手引き 2018 年版』（日本聴覚医学会編）によると，突発性難聴に対するステロイド治療の有効性について，エビデンスはないが選択枝の1つであり，実施することを提案する（エビデンスレベル：I，推奨グレード：C1），としており，以下の様

に解説している[*1]。

　　"突発性難聴に対する治療法として，ステロイド剤の全身投与が世界中で広く使用されており，平成26〜28年度「難治性聴覚障害に関する調査研究班」の実施した疫学調査においても，8割以上の症例でステロイド全身投与が行われていた[1]。ステロイド全身投与の有効性に関するRCTは，これまで多数施行されてきたが評価は様々である。また，メタアナリシス[2]では，いずれのRCTもバイアスが大きく症例数が少ないため，ステロイド全身投与の有効性は証明されていない。そのため，AAO-HNSのガイドラインでは，ステロイド全身投与は"Option"に位置づけられている。
　　前述の全国調査の結果から，ステロイド全身投与を行った群とステロイド剤を使用しなかった群とを比較すると，有意差はないもののステロイド全身投与を行ったほうが聴力予後がよい傾向にあった[3]。ステロイド全身投与の明確なエビデンスはいまだ確立していないのが現状であるが，他に治療法が確立していない現状を踏まえると，初期治療としてのステロイド全身投与は選択肢の一つとなり得る。"

　また，めまいに随伴した急性の低音障害型感音難聴の治療は，急性低音障害型感音難聴に準じるとの考え方もある。『急性感音難聴診療の手引き2018年版』によると，急性低音障害型感音難聴に対するステロイド治療の有効性について，明確なエビデンスはないが，治療の選択枝の1つとして提案するエビデンスレベル：Ⅱ，推奨グレード：C1）としており，以下の様に解説している[*2]。

　　"ステロイド剤については無効とする報告[4]，有効とする報告[5,6]，必要性は少ない[7,8]とする報告など様々である。また，有効とする報告のなかでも大量投与が有効とするもの[6]，標準量のほうが効果は高いとするもの[5]の両者がみられる。さらに，プレドニゾロンのようなミネラルコルチコイド活性を有するステロイド剤を大量投与すると，聴力が一時的に悪化するという報告もある[9]。ステロイド剤と偽薬によるRCTはないため，有効性についてのエビデンスは得られていないが，突発性難聴に準じた治療薬として頻用される。"

参考文献

1) Kitoh R, Nishio SY, Ogawa K, Kanzaki S, Hato N, Sone M, Fukuda S, Hara A, Ikezono T, Ishikawa K, Iwasaki S, Kaga K, Kakehata S, Matsubara A, Matsunaga T, Murata T, Naito Y, Nakagawa T, Nishizaki K, Noguchi Y, Sano H, Sato H, Suzuki M, Shojaku H, Takahashi H, Takeda H, Tono T, Yamashita H, Yamasoba T, Usami SI : Nationwide epidemiological survey of idiopathic sudden sensorineural hearing loss in Japan. Acta Otolaryngol 137 : S8-16, 2017.

[*1]　日本聴覚医学会編『急性感音難聴診療の手引き2018年版』p.57より引用
[*2]　日本聴覚医学会編『急性感音難聴診療の手引き2018年版』p.70より引用

2）Wei BP, Mubiru S, O'Leary S：Steroids for idiopathic sudden sensorineural hearing loss. Cochrane Database Syst Rev 25：CD003998, 2006.

3）Okada M, Hato N, Nishio SY, Kitoh R, Ogawa K, Kanzaki S, Sone M, Fukuda S, Hara A, Ikezono T, Ishikawa K, Iwasaki S, Kaga K, Kakehata S, Matsubara A, Matsunaga T, Murata T, Naito Y, Nakagawa T, Nishizaki K, Noguchi Y, Sano H, Sato H, Suzuki M, Shojaku H, Takahashi H, Takeda H, Tono T, Yamashita H, Yamasoba T, Usami S：The effect of initial treatment on hearing prognosis in idiopathic sudden sensorineural hearing loss：a nationwide survey in Japan. Acta Otolaryngol 137：S30-33, 2017.

4）Kitajiri S, Tabuchi K, Hiraumi H, Hirose T：Is corticosteroid therapy effective for sudden-onset sensorineural hearing loss at lower frequencies？　Arch Otolaryngol Head Neck Surg 128：365-367, 2002.

5）真鍋恭弘, 鈴木弟, 斎藤武久, 藤枝重治：急性低音障害型感音難聴の治療薬剤について：ステロイド剤とイソソルビドの比較. 耳鼻臨床 98：9-14, 2005.

6）Suzuki M, Otake R, Kashio A：Effect of corticosteroids or diuretics in low-tone sensorineural hearing loss. ORL J Otorhinolaryngol Relat Spec 68：170-176, 2006.

7）鳥谷龍三, 江浦正郎, 大礒正剛, 五十川修司, 田中文顕, 犬童直哉, 中野幸治：急性低音障害型感音難聴の初期治療―ステロイド剤使用の是非について. 耳鼻 52：271-277, 2006.

8）木谷芳晴, 福島英行, 中村一, 田村芳寛, 田村哲也, 河田桂：急性低音障害型感音難聴の検討. 耳鼻臨床 95：999-1004, 2002.

9）真鍋恭弘, 斎藤武久, 斎藤等：急性低音障害型感音難聴に対する異なるステロイド剤による効果の相違について. Audiol Jpn 45：176-181, 2002.

24.2　メニエール病の間歇期の治療（治療アルゴリズム）（図13）

　メニエール病の間歇期の治療は，発作予防を目的として行われる。発作予防のためには段階的治療が推奨されている[1-3]。これは Sajjadi, et al., 2008 が Lancet に報告したメニエール病の治療アルゴリズムを基に，メニエール病診療ガイドラインや日本めまい平衡医学会のメニエール病難治例の診療指針に取り上げられた間歇期の治療方針である。段階的治療では，低侵襲の Step 1 の保存的治療から開始し，有効性が確認されない場合は，Step 2, 3, 4 へ段

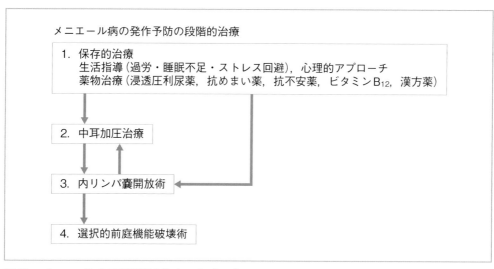

図13　メニエール病の間歇期の治療アルゴリズム

階的に進める。一般的には，保存的治療でめまい発作が抑制できない難治性メニエール病に対しては，Step 2 の中耳加圧治療が行われ，有効性が確認されない場合は Step 3 の内リンパ囊開放術を行うことが多い。しかし，症例によっては，Step 2 として内リンパ囊開放術を行い，めまい発作が再発した場合に Step 3 として中耳加圧治療を行う場合がある。Step 3 で有効性が確認されない場合は，Step 4 の選択的前庭機能破壊術が行われることがある。

なお，2018 年に保険収載された中耳加圧装置による中耳加圧治療の施行に際して，日本めまい平衡医学会による中耳加圧装置適正使用指針を遵守する必要がある。中耳加圧装置適正使用指針は巻末の「参考資料」に記載した（p.87）。中耳加圧治療の対象患者のメニエール病確実例（メニエール病確定診断例を含む）の診断にはメニエール病診断基準 2017 年を用いると記載されている。

参考文献

1) Sajjadi H, Paparella MM：Ménière's disease. Lancet 372：406-414, 2008.
2) 厚生労働省難治性疾患克服研究事業 前庭機能異常に関する調査研究班（2008～2010 年度）編：メニエール病診療ガイドライン 2011 年版. 金原出版，東京，2011.
3) 鈴木衞：メニエール病難治例の診療指針について 厚生労働省難治性疾患等克服研究事業 前庭機能異常に関する調査研究班（2011～2013 年度）. Equilibrium Res 73：79-89, 2014.

1) 生活指導

メニエール病の発症にストレス，肉体的・精神的過労，睡眠不足が関与することが知られている。また，患者の性格として，神経質，几帳面，勝ち気，完璧主義が多く，行動特性として自己抑制型が多い[1]。このような性格は，職場や家庭における様々な状況が他の人より大きなストレス源となり，メニエール病のめまい発作を誘発しやすいと考えられている。生活指導の基本は，ストレスをできるだけ回避し，生活習慣を改善することによりめまい発作を抑制することにある。ストレスの解消策として，適度な運動が推奨される。有酸素運動によってめまい発作が抑制され，難聴が改善した症例の報告がある[2-5]。

参考文献

1) Takahashi M, Odagiri K, Sato R, Wada R, Onuki J：Personal factors involved in onset or progression of Ménière's disease and low-tone sensorineural hearing loss. ORL J Otorthinolaryngol Relat Spec 67：300-304, 2005.
2) 五島史行：めまいに対する心身医学的アプローチ：心身症としてのめまいと治療戦略. 心身医学 54：738-745, 2014.
3) 高橋正紘：生活指導と有酸素運動によるメニエール病の治療. Otol Jpn 20：727-734. 2010.
4) 大貫純一，高橋正紘，小田桐恭子，和田涼子，飯田政弘：メニエール病の長期治療成績：メニエール病に対する生活指導の効果. Equilibrium Res 63：149-154, 2004.
5) Onuki J, Takahashi M, Odagiri K, Wada R. Sato R：Comparative study of the daily lifestyle of patients with Meniere's disease and controls. Ann Otol Rhinol Laryngol 114：927-933, 2005.

2) 薬物治療

　メニエール病の薬物治療の基本は利尿薬治療である。利尿作用による内リンパ水腫の軽減を目的として行われる。浸透圧利尿薬であるイソソルビドが用いられることが多く[1-5]，有効性が報告されている。イソソルビドを 90〜120 mL/日，分 3 で治療を開始する。めまい発作が抑制されると，60 mL/日まで減量し，さらに 30 mL/日まで減量して発作が起きないことを確認したら投薬を終了する。服用期間は連続して年単位の長期から，発作の抑制状況から判断して数カ月程度の断続的投与まで，さまざまである。イソソルビドのエビデンスについては，「CQ2 メニエール病に利尿薬は有効か？」（p.51）を参照のこと。抗めまい薬，ビタミン B_{12} 薬，漢方薬などがイソソルビドと併用または単独に投与されることがある。抗めまい薬のエビデンスについては，「CQ1 メニエール病に抗めまい薬は有効か？」（p.48）を参照のこと。また，ストレス軽減と安静を図るために抗不安薬を併用したり[6]，睡眠障害がめまい発作の誘因と考えられる場合は，適当な睡眠導入薬を投与する場合[7]がある。

参考文献

1）肥塚泉：予防医学からみた耳鼻咽喉科臨床：予防医学からみたメニエール病． JOHNS 25：1738-1740, 2009.
2）武田憲昭：抗めまい薬の使い方 update：抗めまい薬の EBM. ENTONI 162：1-4, 2014.
3）北原糺：耳鼻咽喉科の疾患・症候別薬物療法：メニエール病． JOHNS 31, 1213-1217, 2015.
4）山中敏彰, 北原糺：めまい頻用薬の選び方・上手な使い方：メニエール病. ENTONI 200：15-21, 2016.
5）室伏利久：抗めまい薬の使い方 update：メニエール病に対する抗めまい薬 update. ENTONI 162：5-10, 2014.
6）堀井新：心因性疾患診療の最新スキル：メニエール病． ENTONI 213：54-59, 2017.
7）中山明峰, 蒲谷嘉代子：私の処方箋：耳科学領域：メニエール病. JOHNS 27：1326-1327, 2011.

3) 中耳加圧治療

　中耳加圧治療は，保存的治療と手術治療の中間的な治療である。メニエール病に対する中耳加圧治療は，実用的な携帯型治療機器が 2000 年代初めより供給されるようになって開始された。まず鼓膜換気チューブを挿入し，外耳道から専用加圧装置（Meniett®）を使用して陽圧刺激を加える[1]。この装置はスウェーデンで開発され，その後米国で生産されるようになり，米国食品医薬品局（FDA）により医療機器としての承認を得ているが，わが国では薬機未承認である。鼓膜換気チューブ挿入単独でもめまいが変化するという報告[2]があるため，挿入後 4 週間程度の経過観察後にめまい改善がみられない場合に治療を開始する。2 年間の長期成績にてめまい抑制に対する高い有効性が報告されている[3]。Meniett® を用いる中耳加圧治療のエビデンスについては，「CQ4 メニエール病に中耳加圧治療は有効か？」（p.55）を参照のこと。

　わが国では滲出性中耳炎用医療機器として使用されている鼓膜マッサージ器による経鼓膜的圧治療に関する臨床研究が行われ，Meniett® と同等の効果があることが報告された[4]。

PMDA による指導に基づく企業治験[5]の結果，鼓膜換気チューブを必要とせず，経鼓膜的に陽圧と陰圧を交互に加える非侵襲中耳加圧装置が薬機承認され，2018 年に保険収載された。メニエール病に対する中耳加圧治療は，中耳加圧装置適正使用指針に基づき保険診療として実施可能となった。中耳加圧装置適正使用指針を巻末の「参考資料」（p.87）に掲載した。

　中耳加圧治療は，内リンパ嚢開放術を行った後に再発したメニエール病症例に対してもめまい発作抑制に有効であることが報告されている[6]。

参考文献

1）将積日出夫：中耳加圧療法．Equilbrium Res 62：121-124, 2003.
2）Montandon P, Guillemin P, Häusler R：Prevention of vertigo in Ménière's syndrome by means of transtympanic ventilation tubes. ORL J Otorhinolaryngol Relat Spec 50：377-381, 1988.
3）Shojaku H, Watanabe Y, Mineta H, Aoki M, Tsubota M, Watanabe K, Goto F, Shigeno K：Long-term effects of the Meniett device in Japanese patients with Meniere's disease and delayed endolymphatic hydrops reported by the Middle Ear Pressure Treatment Research Group of Japan. Acta Otolaryngol 131：277-283, 2011.
4）Watanabe Y, Shojaku H, Junicho M, Asai M, Fujisaka M, Takakura H, Tsubota M, Yasumura S：Intermittent pressure therapy of intractable Ménière's disease and delayed endolymphatic hydrops using the transtympanic membrane massage device：a preliminary report. Acta Otolaryngol 131：1178-1186, 2011.
5）将積日出夫，髙倉大匡，藤坂実千郎，浅井正嗣，上田直子：難治性内リンパ水腫に対する新型鼓膜マッサージ機の臨床治験．日本医療研究開発機構研究費（AMED）難治性疾患実用化研究事業「難治性めまい疾患の診療の質を高める研究班 平成 27 年度総括・分担研究報告書」pp. 94-96, 2016.
6）将積日出夫，髙倉大匡，藤坂実千郎，浅井正嗣，上田直子：難治性内リンパ水腫に対する段階的治療における中耳加圧治療の役割．日本医療研究開発機構研究費（AMED）難治性疾患実用化研究事業「難治性めまい疾患の診療の質を高める研究班 平成 27 年度総括・分担研究報告書」pp. 97-99, 2016.

4）内リンパ嚢開放術（図 14）

　内リンパ嚢は内リンパの吸収機能があると考えられている[1]。メニエール病の病態である内リンパ水腫は，内リンパ嚢における内リンパの吸収機能障害によると考えられている[1]。内リンパ嚢開放術は，内リンパ嚢外側壁を切開し，内リンパ水腫の減圧を図る手術法である。図 14 は内リンパ嚢開放術の術野で，乳突腔削開後に外側半規管隆起（Donaldson's line），後半規管辺縁，S 状静脈洞の位置から内リンパ嚢の位置を推測し，頭蓋窩硬膜上の骨壁を削開し，脳硬膜上の内リンパ嚢を同定し，外壁を切開する。切開後の外側壁の処理には各種の工夫が報告されている[2-4]。この方法は，聴力と前庭機能を保存してメニエール病のめまい発作を予防する機能保存的手術治療である。内リンパ嚢開放術のめまい発作抑制に対する有効性が報告されている[5,6]。難聴・耳鳴に対する効果は乏しい。内リンパ嚢開放術のエビデンスについては，「CQ5 メニエール病に内リンパ嚢開放術は有効か？」（p.59）を参照のこと。

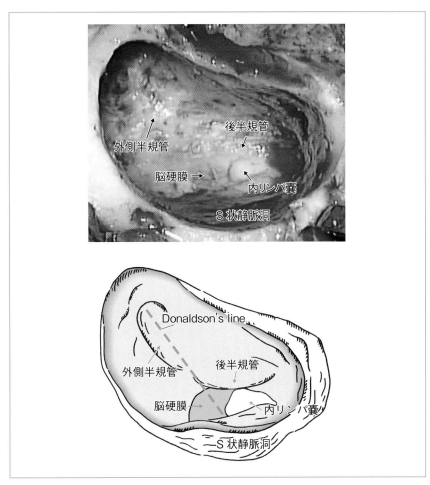

図14　内リンパ囊開放術
外側半規管隆起（Donaldson's line）と後半規管辺縁，S状静脈洞の位置から内リンパ囊の位置を推測し，頭蓋窩硬膜上の骨壁を削開し，脳硬膜上の内リンパ囊を同定し，外壁を切開する。

参考文献

1) Mori N, Miyashita T, Inamoto R, Mori T, Akiyama K, Hoshikawa H：Ion transport its regulation in the endolymphatic sac：suggestions for clinical aspects of Ménière's disease. Eur Arch Otorhinolaryngol 274：1813-1820, 2017.
2) 北原糺：当施設における内リンパ囊高濃度ステロイド挿入術．Otol Jpn 24：49-52, 2014.
3) 関聡，山本裕，高橋姿：内リンパ囊開放術の問題点．頭頸部外科 15：5-9, 2005.
4) Pullens B, Verschuur HP, van Benthem PP：Surgery for Ménière's disease. Cochrane Database Syst Rev 28：CD005395, 2013.
5) Kitahara T：Evidence of surgical treatments for intractable Ménière's disease. Auris Nasus Larynx 45：393-398, 2018.
6) Sajjadi H, Paparella MM：Ménière's disease. Lancet 372：406-414, 2008.

5) 選択的前庭機能破壊術

内リンパ水腫によるめまいの受容器は内耳の前庭・半規管であり，前庭・半規管を選択的に破壊することによりめまい発作を抑制するのが選択的前庭機能破壊術である。内耳中毒物質（アミノ配糖体抗菌薬であるゲンタマイシンまたはストレプトマイシン）鼓室内注入術と，前庭神経切断手術がある。

(1) 内耳中毒物質鼓室内注入術

ゲンタマイシンが主に使用されている。ゲンタマイシン 0.65 mL（26 mg）に炭酸水素ナトリウム注射液 0.35 mL を加えて pH を調整した薬液 1 mL を，以下のように鼓室内に注入する。

① 1 日 3 回，4 日間，連続投与（1 クール）。聴力・平衡機能の経過をみながら 2〜3 クールを行う場合もある（shot-gun 法）[1]。
② 上記の薬剤を 1 回注入し，効果を検定して不十分の場合は追加注入を行う（titration 法）[2]。

内耳中毒物質鼓室内注入術のエビデンスについては，「CQ6 メニエール病に選択的前庭機能破壊術は有効か？」（p.62）を参照のこと。

難聴が増悪する可能性があるため，ゲンタマイシンの注入量を調節することがある。本邦では内耳中毒物質鼓室内注入術を保険診療として行うことはできない。

(2) 前庭神経切断術

中頭蓋開頭手術により，内耳道で前庭神経を選択的に切断するのが前庭神経切断術である[3]。前庭神経切断術のエビデンスについては，「CQ6」（p.63）を参照のこと。手術操作に高度な技術が要求されるため，十分な技量をもった術者により施行されるべきである。必要に応じて専門的施設への紹介が推奨される。

(3) 適応上の注意点

選択的前庭機能破壊術は，メニエール病のめまい発作抑制に対する高い有効性がある。しかし，難聴が増悪する可能性があるため，良聴耳への注入や手術，両側メニエール病症例では禁忌である。また，破壊側の前庭機能が高度に障害されることから，めまい発作が抑制されても術後のふらつき，運動時の不安定感，暗所歩行障害などの症状が長期に持続する可能性がある。これらの症状は前庭代償により軽減するとされているが，長期にわたり持続する症例も少なくなく，患者の QOL を低下させる。特に，高齢者や中枢神経系の障害が合併している症例では，適応には注意が必要である。また破壊側と反対側の耳の前庭機能が低下している場合には，選択的前庭機能破壊術後に両側前庭機能障害となり，強い平衡障害が持続

する可能性が高く，適応には十分な注意が必要である。このことから，選択的前庭機能破壊術は，決して安易に選択すべき方法ではない点を強調したい。

参考文献

1) Hsieh LC, Lin HC, Tsai HT, Ko YC, Shu MT, Lin LH：High-dose intratympanic gentamicin instillations for treatment of Ménière's disease：long-term results. Acta Otolaryngol 129：1420-1424, 2009.
2) Stokroos R, Kingma H：Selective vestibular ablation by intratympanic gentamicin in patients with unilateral active Ménière's disease：a prospective, double-blind, placebo-controlled, randomized clinical trial. Acta Otolaryngol 124：172-175, 2004.
3) 内藤泰，遠藤剛：難治性メニエール病に対する前庭神経切断術. 頭頸部外科 15：169-173, 2005.

25. メニエール病の治療効果判定基準

本ガイドラインのメニエール病の治療効果判定基準を以下に示す。本判定基準は，日本めまい平衡医学会が1993年に作成した「めまいに対する治療効果判定基準案」である[1]。

1. めまいの評価判定

月平均めまい発作の頻度を治療前6カ月と治療後12カ月で比較する。

めまい係数＝100×（治療後12カ月の月平均発作回数/治療前6カ月の平均発作回数）

めまい係数により5段階で判定する。

めまい係数が0：著明改善，1〜40：改善，41〜80：軽度改善，81〜120：不変，＞120：悪化

なお，治療前観察期間が6カ月に満たないとき，治療後観察期間が12カ月に満たないときには，それぞれ観察期間を記入し，月平均発作回数で比較する。

2. 聴覚障害の評価判定

治療前6カ月と治療後6〜12カ月の純音聴力検査の最悪平均聴力レベルを比較する。

聴力改善：10 dB以上の改善，聴力悪化：10 dB以上の悪化，聴力不変：10 dB未満の変動

参考文献

1) 水越鉄理，松永喬，徳増厚二：めまいに対する治療効果判定基準案（メニエール病を中心に）― 1993年めまいに対する治療効果判定基準化委員会答申―. Equilibrium Res Suppl 10：117-122, 1994.

26. メニエール病の治療の Clinical Question

CQ1 メニエール病に抗めまい薬は有効か？

●推奨●

・ベタヒスチンのメニエール病のめまいに対する有効性は，エビデンスが乏しい。ただし，3カ月以下の短期投与に限ると，めまいを抑制する効果が得られる可能性があるので考慮してもよい。【推奨度 B】

・メニエール病に対するベタヒスチンの1年におよぶ長期投与は無効であり，長期間使用すべきではない。【推奨度 C2】

・ジフェニドールのメニエール病のめまいに対する有効性は，エビデンスがない。短期投与に関しては，めまい症状を抑制する可能性があり，考慮してもよい。【推奨度 C1】

●解説●

　メニエール病に対する抗めまい薬の有効性は，ベタヒスチンに関する RCT のシステマティックレビューがなされている。Cochrane 共同研究においてプラセボを対象とした7つの RCT の243例におけるシステマティックレビューが行われた[1]。めまいに対する効果は，個々の RCT では有効であるものが多いものの，それらは診断法，アウトカムおよび研究方法の質が高くないとして，有効性を示すエビデンスはないと結論づけ，さらに質の高い研究の必要性を述べている。聴力や耳鳴については無効である。一方，Nauta, 2014 は，12 の RCT についてメタアナリシスを行った[2]。これは，それぞれの研究における異なった分類尺度で評価されためまいに対する有効性（その判定基準は様々である）を点数化し，検討したものである。1日あたりの投与量は 16 mg から 48 mg で，投与期間は 14 日から3カ月であった。344 例のメニエール病については，プラセボに対するベタヒスチンの治療効果の点数のオッズ比は 3.37 であり，有効であることを報告している。

　比較的近年の RCT では，81 例のメニエール病に対しプラセボを対照とした1日量 32 mg のベタヒスチンを3カ月投与する研究において，月平均のめまい回数の減少効果があった[3]。メニエール病患者 52 例に，フルナリジンを対照として1日量 48 mg のベタヒスチンを8週投与し，めまいの苦痛度を Dizziness handicap inventory（DHI）を用いて検討した二重盲検試験がある。これによるとベタヒスチン投与したものは，フルナリジン投与のものよりも8週後の DHI スコアが有意に低下したと述べている[4]。これらのことから，ベタヒスチンは3カ月程度の期間であれば，メニエール病のめまい発作を抑制し，苦痛度を軽快させる可能性がある。

　ベタヒスチンの長期投与についての RCT もある。112 例のメニエール病患者の治療前 3 カ月と投与 1 年目直前 3 カ月の月平均発作回数を指標とすると，ベタヒスチン大量（1 日量 144 mg）投与したものは少量（1 日量 48〜72 mg）投与したものにくらべ有意に発作回数を減少させたと述べた[5]。しかしながら，221 例のメニエール病患者にプラセボを用いた 48 mg，144 mg の RCT では，投与 1 年目における月平均めまいの発作回数はいずれもプラセボと比較して差はなかったと述べている[6]。ベタヒスチンの 1 年におよぶ長期投与は無効と思われる。

　メニエール病に対するジフェニドールの有効性に関するシステマティックレビューはない。二木ら，1972 は，メニエール病患者 24 名に対するプラセボを対照とした各 3 週間投与とするクロスオーバー試験を行なった。ジフェニドールはプラセボと比べ，めまいの改善と体平衡の改善がみられた[7]。ジフェニドールの長期間投与に関する報告はない。

◖付　記

　メニエール病に対する抗めまい薬の有効性に関する James, et al., 2001 と Nauta, 2014 の二つのシステマティックレビューでは，まったく異なった結果を示している。James, et al., 2001 らは，多くの RCT での診断の不正確さについて述べているが，メニエール病の診断は，国，組織，時代によって多少相違があり，必ずしも一定の基準で RCT を行うことは困難であろう。また Nauta, 2014 は，James, et al., 2001 らの研究では市販されていない徐放性製剤による RCT を含めており，疑問を指摘している。

　アメリカ耳鼻咽喉科頭頸部外科学会（AAO-HNS）および日本めまい平衡医学会では，メニエール病のめまいに対する治療効果の判定は月平均のめまい発作回数で評価することを推奨しており，最近の多くの RCT もそれに従っている。この方法は，定量化が可能で，メニエール病の主要な症状のひとつであるめまい評価に優れている。しかし，メニエール病は前庭症状，蝸牛症状のほかに自律神経症状や精神心理的症状など多彩な症状をもつ。Nauta, 2014 や Arbella, et al., 2003 による異なった評価法による検討も必要かもしれない。

　なお，海外で市販されているベタヒスチンはベタヒスチン塩酸塩（分子量 209.12）であるが，本邦で市販されているものはベタヒスチンメシル酸塩（分子量 328.41）である。ベタヒスチン塩酸塩 16 mg はベタヒスチンメシル酸塩 24 mg に相当する。海外の RCT で用いられている 1 日量ベタヒスチン塩酸塩 16〜48 mg は，ベタヒスチンメシル酸塩に換算すると 24〜72 mg となる。しかし，本邦におけるベタヒスチンメシル酸塩用量は 18〜36 mg と低用量である。本邦における用量の見直しが必要となる可能性がある。また，本邦のベタヒスチンメシル酸塩は 1 日量 36 mg で使用すべきであり，1 日量 18 mg では効果が低い可能性がある。

◖文献の採用方法

　文献検索対象期間は 2018 年 3 月 31 日までとした。文献検索には，PubMed，Cochrane Library，

医学中央雑誌を用いて実施した。PubMed では，「Meniere's disease」，「anti-vertigo drug」，「beta-histine」をキーワードとして組み合わせて検索した。研究デザインや論文形式による絞り込みは行っていない。Cochrane Library では，「Meniere's disease」をキーワードとしてシステマティックレビューと RCT を検索した。医学中央雑誌では「メニエール病」，「鎮暈剤」，「抗めまい薬」とその類義語をキーワードとして組み合わせて検索した。その結果，英語文献で 183 編を抽出した。和文文献では，会議録を除く 55 編を抽出した。それらの中からメタアナリシス 2 編，RCT 4 編を抽出した。さらに要旨のレビューを行い，前向きコホート研究 2 編を追加し，5 編を採用した。

◪ 推奨度の判定に用いた文献

　James, 2001（レベル 1a），Nauta, 2014（レベル 1a），二木ら, 1972（レベル 1b），Mira, et al., 2003（レベル 1b），Albera, et al., 2003（レベル 1b），Strupp, et al., 2008（レベル 1b），Adrion, et al., 2016（レベル 1b）

参考文献

1）James AL, Burton MJ：Betahistine for Ménière's disease or syndrome. Cochrane Database Syst Rev：CD001873, 2001.
2）Nauta JJ：Meta-analysis of clinical studies with betahistine in Ménière's disease and vestibular vertigo. Eur Arch Otorhinolaryngol 271：887-897, 2014.
3）Mira E, Guidetti G, Ghilardi L, Fattori B, Malannino N, Maiolino L, Mora R, Ottoboni S, Pagnini P, Leprini M, Pallestrini E, Passali D, Nuti D, Russolo M, Tirelli G, Simoncelli C, Brizi S, Vicini C, Frasconi P：Betahistine dihydrochloride in the treatment of peripheral vestibular vertigo. Eur Arch Otorhinolaryngol 260：73-77, 2003.
4）Albera R, Ciuffolotti R, Di Cicco M, De Benedittis G, Grazioli I, Melzi G, Mira E, Pallestrini E, Passali D, Serra A, Vicini C：Double-blind, randomized, multicenter study comparing the effect of betahistine and flunarizine on the dizziness handicap in patients with recurrent vestibular vertigo. Acta Otolaryngol 123：588-593, 2003.
5）Strupp M, Hupert D, Frenzel C, Wagner J, Hahn A, Jahn K, Zingler VC, Mansmann U, Brandt T：Long-term prophylactic treatment of attacks of vertigo in Ménière's disease：comparison of a high with a low dosage of betahistine in an open trial. Acta Otolaryngol 128：520-524, 2008.
6）Adrion C, Fischer CS, Wagner J, Gürkov R, Mansmann U, Strupp M：BEMED study group. Efficacy and safety of betahistine treatment in patients with Ménière's disease：primary results of a long term, multicentre, double blind, randomised, placebo controlled, dose defining trial (BEMED trial). BMJ 352：h6816, 2016.
7）二木隆，北原正章，森本正規：二重盲検法による末梢性眩暈に対する Diphnenidol の薬効検定：交差試験に基づく逐次検定法による推計学的考察と他覚所見の判定に関する諸問題について．耳鼻臨床 65：85-105, 1972.

CQ2　メニエール病に利尿薬は有効か？

●推奨●

・利尿薬のメニエール病の治療に対する有効性は，エビデンスが乏しい。しかし，めまいの抑制，難聴の進行の抑制に効果がある可能性がある。とくに，めまいに対する有効性は，聴力に関する効果に勝る。利尿薬は，メニエール病のめまいや難聴の抑制に対して考慮してよい。【推奨度 C1】

・メニエール病に対するイソソルビドの有効性に関しては，投与量は 1 日量 90 mL，投与期間は最終めまい発作から 6 カ月，再発時にはその都度再投与を行なうことを考慮してもよい。【推奨度 C1】

●解説●

　メニエール病に対する利尿薬の有効性に関し，いくつかのシステマティックレビューがある。しかし，いずれにおいても，質の高い RCT の報告はなく，エビデンスの有無は結論づけることができないとしている。Burgess, et al., 2006（Cochrane Library）によると，抽出した 10 編の報告において評価対象となる質の高い研究はなく，利尿薬の有効性を示すエビデンスはないと述べている[1]。Crowson, et al., 2016 は，1962 年より 2012 年の間に発表された 19 の報告のうち 15 編（79%）ではめまいに対する結果は良好であったが，聴力に関する結果が良好なものは 8 編（42%）であったとしている[2]。James, et al., 2007 は，Deelen らによる 33 例のプラセボを対象としたクロスオーバー試験を引用し，17 週の利尿薬投与前後における評価では，聴力には変化がみられないが，めまい発作の頻度を減少させる可能性があると述べている[3]。ただしこの研究は統計処理の問題があるとしている。

　本邦で頻用されているイソソルビドに関しては，質の高い RCT は実施されていない。北原ら, 1986 はイソソルビドに関するベタヒスチンメシル酸塩を対照とした 147 例の二重盲検試験では，その有効性は対照を上回ったと述べている[4]。北原ら, 1987 はさらに，1 日投与量を 30 mL から120 mL までを無作為に割り付けた 92 例について，その効果を検討した[5]。120 mL 投与は，60 mL 投与より副作用の発生頻度が高く，90 mL 投与では 30 mL 投与より有用度が高かったと述べている。このことより 1 日量 90 mL 投与が推奨される。また，鈴木ら, 1993 のイソソルビドによってめまいが消失した 30 例に対する後ろ向き研究では，イソソルビド中止前 6 カ月間に回転性めまい発作を有するものは，その後の症状の悪化したものが多かった。また，症状悪化例の 80% は再投与によって症状は軽快した[6]。このことからイソソルビドの投与は，最終めまい発作から 6 カ月間，その後再発に応じて再投与が望ましい。

◘付　記

　メニエール病に対する利尿薬の有効性については，いくつかのシステマティックレビュー

がある。しかし，これらに共通するのは，プラセボを対照とした RCT は実施されておら
ず，有効性について結論付けるのは困難であるという結論である。質の高い RCT の実施が
望まれる。

　これらのシステマティックレビューにおいて，利尿薬の種類による効果の差については論
じられていない。興味深いことに，本邦からの報告のほとんどがイソソルビドに対するもの
であり，また Cochrane Library や Crowson, et al., 2016 によるシステマティックレビューに
おいてイソソルビドの使用例は，すべて本邦からの報告である。前述のように，本邦では，
薬剤の適応の関係上，イソソルビドを用いることが多い。本邦での薬剤に対する有効性のエ
ビデンスを確立することが急務である。

◀ 文献の採用方法

　文献検索対象期間は 2018 年 3 月 31 日までとした。文献検索には，PubMed，Cochrane Library，
医学中央雑誌を用いて実施した。PubMed では，「Meniere's disease」，「diuretics」をキーワードと
して組み合わせて検索した。研究デザインや論文形式による絞り込みは行っていない。Cochrane
Library では，「Meniere's disease」をキーワードとしてシステマティックレビューと RCT を検索し
た。医学中央雑誌では「メニエール病」，「利尿」とその類義語をキーワードとして組み合わせて検
索した。その結果，英語文献では 519 編を抽出した。その結果，英語文献では 235 編を抽出した。
和文文献では，会議録を除く 83 編を抽出した。それらの中から RCT 5 編を抽出した。さらに要旨
のレビューを行い，後ろ向き研究 1 編を追加し，6 編を採用した。

◀ 推奨度の判定に用いた文献

　Burgess, et al., 2006（レベル 1b），James, et al., 2007（レベル 1b），Crowson, et al., 2016（レベル
1b），北原ら，1986（レベル 1b），北原ら，1987（レベル 1b），鈴木ら，1993（レベル 3）

参考文献

1) Thirlwall AS, Kundu S：Diuretics for Meniere's disease or syndrome. Cochrane Database Syst
　Rev：CD003599, 2006.
2) Crowson MG, Patki A, Tucci DL：A Systematic Review of Diuretics in the Medical Manage-
　ment of Menière's disease. Otolaryngol Head Neck Surg 154：824-834, 2016.
3) James AL, Thorp MA：Menière's disease. BMJ Clin Evid pii：0505, 2007.
4) 北原正章，渡辺勯，檜学，水越鉄理，松永亨，松永喬，小松崎篤，松岡出，上村卓也，森満
　保，石井哲夫，雲井健雄，調重昭，中島成人，二木隆，山川宗位，菊池尚子，稲守徹，荻野
　仁，柿内寿美，真島一彦，小川暢也：Isosorbide のメニエール病に対する効果に関する臨床的
　検討—多施設二重盲検法による Bethahistine Mesylate との群間比較—．耳鼻 32：44-92, 1986.
5) 北原正章，渡辺勯，檜学，水越鉄理，松永亨，松永喬，小松崎篤，松岡出，上村卓也，森満
　保，調重昭，中島成人，二木隆，小川暢也：Isosorbide のメニエール病に対する用量検討試
　験．薬理と治療 15：2975-2990, 1987.
6) 鈴木幹男，北原正章，児玉章，内田郁，伊豆蔵尚夫，北西剛，山名高世：メニエール病のイソ
　ソルビド投与期間に関する検討．Equilibrium Res 52：116-120, 1993.

CQ3 メニエール病に抗ウイルス薬は有効か？

●推奨●

・メニエール病に対する抗ウイルス薬の有効性を示す根拠に乏しく，メニエール病の治療に抗ウイルス薬を用いることは勧められない。【推奨度 D】

●解説●

　　メニエール病に対する抗ウイルス薬の投与法としては，経中耳（鼓室内投与）法と経口法がある。RCT としては，経中耳（鼓室内投与）法に関して 1 件，経口法に関して 1 件の研究が報告されている。鼓室内投与によるものとして，Guyot, et al., 2008 は，通常の薬物治療でコントロールできず手術目的に紹介された症例に，ガンシクロビル 50 mg/mL あるいは，生理食塩水を鼓室内投与し，その効果を比較したが，両群におけるめまい症状の改善に有意差を認めなかった[1]。経口投与によるものとして，Derebery, et al., 2004 は，ファムシクロビル 250 mg あるいはプラセボを 1 日 3 回 10 日間経口投与し，さらにファムシクロビル 250 mg あるいはプラセボを 1 日 2 回 80 日間経口投与し，効果を比較した[2]。めまい発作の改善には両群に有意差を認めなかった。症例集積研究として，Gacek, 2015 は，メニエール病症例 31 例にアシクロビル 800 mg あるいはバラシクロビル 1 g を 1 日 3 回 3 週間経口投与し，12 例において聴力の改善を認めたとしている[3]。聴力改善を認めた症例では，めまい発作も完全にコントロールされたと報告している。

◪ 文献の採用方法

　　文献検索対象期間は 2018 年 3 月 31 日までとした。文献検索には，PubMed，Cochrane Library，医学中央雑誌を用いて実施した。PubMed では，「Meniere's disease」，「antiviral」をキーワードとして組み合わせて検索した。研究デザインや論文形式による絞り込みは行っていない。Cochrane Library では，「Meniere's disease」をキーワードとしてシステマティックレビューと RCT を検索した。医学中央雑誌では「メニエール病」，「抗ウイルス薬」をキーワードとして組み合わせて検索した。その結果，英語文献では 14 編を抽出した。和文文献では，会議録を除く 12 編を抽出した。それらの中から RCT 2 編を抽出した。さらに要旨のレビューを行い，症例報告 1 編を追加し，3 編を採用した。

◪ 推奨度の判定に用いた文献

　Guyot, et al., 2008（レベル 1b），Derebery, et al., 2004（レベル 1b），Gacek, 2015（レベル 5）

参考文献

1) Guyot JP, Maire R, Delaspre O：Intratympanic application of an antiviral agent for the treatment of Ménière's disease. ORL 70：21-27, 2008.

2) Derebery MJ, Fisher LM, Iqbal Z：Randomized double-blinded, placeco-controlled clinical trial of famciclovir for reduction of Ménière's disease. Otolaryngol Head Neck Surg 131：877-884, 2004.

3) Gacek RR：Recovery of Hearing in Meniere's Disease after Antiviral Treatment. Am J Otolaryngol 36：315-323, 2015.

CQ4 メニエール病に中耳加圧治療は有効か？

●推奨●

・中耳加圧治療器として Meniett® を用いる中耳加圧治療のメニエール病のめまいに対する有効性は，プラセボ（鼓膜換気チューブ挿入術）と比べてエビデンスが乏しい。ただし，4カ月間以上治療継続するとめまいを抑制する効果が得られる可能性があるので考慮してもよい。【推奨度 B】

・中耳加圧治療器として鼓膜マッサージ器を用いる中耳加圧治療のメニエール病のめまいに対する有効性は，鼓膜換気チューブ挿入術を必要としないが Meniett® と比べて差を認めず，効果が得られる可能性があるので考慮してもよい。鼓膜マッサージ器から開発された非侵襲中耳加圧装置が薬事承認されて保険収載されたことから，中耳加圧治療に用いることができるようになった。【推奨度 B】

・中耳加圧治療のメニエール病の難聴や耳鳴など蝸牛症状に対しては，効果は期待できない。
【推奨度 C2】

●解説●

　　メニエール病に対する中耳加圧治療の有効性は，中耳加圧治療器として Meniett® を用いた RCT のシステマティックレビューがなされている。Cochrane 共同研究においてプラセボ（鼓膜換気チューブ挿入術）を対象とした 5 つの RCT の 265 例におけるシステマティックレビューが行われた[1]。めまいに対する効果は，4 つの RCT で有効であると報告されたが，それらは調査期間や調査方法が不均質であったため，データをまとめて統計処理することができず，1 つの RCT をのぞきめまいのスコアやめまい発作日数は 2 週〜4 カ月の治療期間でプラセボと比べて有意差がみられず，有効性を示すエビデンスはないと結論づけ，さらに質の高い研究の必要性を述べている。聴力や耳鳴については無効である。一方，Ahsan, et al., 2015 は，2 つの RCT と 10 の観察研究の 313 例を対象にしたメタアナリシスにより，Meniett® により治療前後でめまい頻度が有意に低下したことから，めまいに対して有効であることを報告している[2]。

　　Meniett® を用いた中耳加圧治療の RCT は 6 編が報告されている[3-8]。Densert, et al., 1997 は，治療群 21 例，プラセボ群 18 例に対して 1 回の治療前後にめまい，耳鳴，耳閉感と蝸電図の変化を比較した[3]。治療群ではプラセボ群に比べて蝸電図の改善はみられたが，自覚症状には差を認めなかった。Odkvist, et al., 2000 は，治療群 31 例，プラセボ群 25 例に対して 2 週間の治療期間で，めまい，耳閉感，耳鳴，日常生活の支障度を比較した[4]。治療群では，自覚症状の全てで治療後は治療前に比べて有意に改善していたが，プラセボ群では変化を認められなかった。Russo, et al., 2017 は，治療群 49 例，プラセボ群 48 例に対して 6 週間の治

療期間で，めまい，日常生活の支障度を検討した。治療群とプラセボ群の間にめまい，生活支障度に差を認めなかった[8]。Thomsen, et al., 2005 は，治療群 20 例，プラセボ群 20 例に対して 2 カ月の治療期間でめまい，日常生活の支障度，難聴，耳閉感，耳鳴を比較した[6]。治療群はプラセボ群に比べて，めまい重症度と日常生活の支障度に改善を認めた。Gates, et al., 2004 は，治療群 34 例，プラセボ群 33 例に対して 4 カ月間の治療期間でめまい，日常生活の支障度，純音聴力検査を比較した[5]。治療群ではプラセボ群に比べてめまい頻度減少，日常生活の支障度の改善が認められたが，Gürkov, et al., 2012 は，治療群 38 例，プラセボ群 36 例に対して 4 カ月間の治療期間で，めまい重症度，日常生活の支障度，他覚的所見（平均聴力レベルと温度刺激検査の緩徐相速度）を比較した[7]。治療群ではプラセボ群に比べてめまい重症度の改善が認められた。すなわち Meniett® による中耳加圧治療のめまい制御については，1 回の治療前後では効果がなく，2 週〜2 カ月の治療期間ではめまい制御に有効が 2 編，無効が 1 編，治療期間が 4 カ月では全ての RCT でめまい制御に有効であった。メニエール病に対して Meniett® による中耳加圧治療を行いめまいに対する治療効果を期待する場合には，4 カ月以上治療を継続する必要があると考えられる。

鼓膜マッサージ器によるメニエール病のめまいに対する有効性については，Watanabe, et al., 2011 は，治療開始後 12 カ月間の治療効果は Meniett® と同等であると報告した[9]。鼓膜マッサージ器は鼓膜に穴を開けることなく即座に施行可能な中耳加圧治療であり，鼓膜換気チューブ挿入術[10] が必要な Meniett® に比べて低侵襲である。鼓膜マッサージ器による中耳加圧治療のエビデンスを明らかにするためには，RCT が行われることが望ましい。

鼓膜マッサージ器から開発された非侵襲中耳加圧装置が薬事承認され，保険収載された。中耳加圧装置適正使用指針（日本めまい平衡医学会ホームページに掲載 http://www.memai.jp/，本書 p.87）に沿って使用した場合に限り算定できる。対象患者は，保存的治療に抵抗してめまい発作を繰り返す総合的重症度が Stage 4（進行し，外科的治療が考慮される時期）のメニエール病確実例（確定診断例を含む）および遅発性内リンパ水腫確実例であって，外耳道損傷，耳垢塞栓および鼓膜穿孔がない患者。耳鼻咽喉科専門医が実施する。中耳加圧療法機器を患者に貸し出し，1 回 3 分間，1 日 2 回在宅で使用させる。治療期間は原則 1 年間。3 年間まで治療を継続できる。

◖付 記

メニエール病のめまい発作間隔は一様でなく，そのためめまい治療効果判定基準における治療効果判定期間は，米国耳鼻咽喉科頭頸部外科学会（AAO-HNS）[11] で治療後 2 年間，日本めまい平衡医学会[12] では治療後 12 カ月とされている。RCT における評価期間が 2 週〜4 カ月であり，治療効果判定基準に比べて短い。観察期間を長期とした RCT により中耳加圧治療のめまいに対する治療効果を明らかにする必要がある。

◘ 文献の採用方法

　文献検索対象期間は 2018 年 3 月 31 日までである。文献検索には，PubMed，Cochrane Library，医学中央雑誌を用いて実施した。PubMed では，「Meniere's disease」，「Meniett」，「overpressure treatment」とその類義語をキーワードとして組み合わせて検索した。研究デザインや論文形式による絞り込みは行っていない。Cochrane Library では，「Meniere's disease」をキーワードとしてシステマティックレビューと RCT を検索した。医学中央雑誌では「メニエール病」，「メニエット」，「中耳加圧治療」とその類義語をキーワードとして組み合わせて検索した。その結果，英語文献では 110 編を抽出した。和文文献では 29 編を抽出した。それらの中からメタアナリシス 2 編，RCT 6 編を抽出した。さらに要旨のレビューを行い，後ろ向きコホート研究 1 編を追加し，9 編を採用した。

◘ 推奨度の判定に用いた文献

　Van Sonsbeek, et al., 2015（レベル 1a），Ahsan, et al., 2015（レベル 1a），Densert, et al., 1997（レベル 1b），Odkvist, et al., 2000（レベル 1b），Gates, et al., 2004（レベル 1b），Thomsen, et al., 2005（レベル 1b），Gürkov, et al., 2012（レベル 1b），Russo, et al., 2017（レベル 1b），Watanabe, et al., 2011（レベル 2b）.

参考文献

1）Van Sonsbeek S, Pullen B, van Benthem PP：Positive pressure therapy for Ménière's disease or syndrome. Cochrane database of Syst Rev：CD008419, 2015.

2）Ahsan SF, Standring R, Wang Y：Systemic review and meta-analysis of Meniett therapy for Meniere's disease. Laryngoscope 125：203-208, 2015.

3）Densert B, Densert O, Arlinger S, Sass K, Odkvist L：Immediate effects of middle ear pressure changes on the electrocochleographic recording in patients with Ménière's disease：A clinical placebo-controlled study. Am J Otol 18：726-733, 1997.

4）Odkvist LM, Arlinger S, Billermark E, Densert B, Lindholm S, Wallqvist J：Effects of middle ear pressure changes on clinical symptoms in patients with Ménière's disease–a clinical multicentre placebo-controlled study. Acta Otolaryngol Suppl 543：99-101, 2000.

5）Gates GA, Green Jr JD, Tucci DL, Telian SA：The effect of transtympanic micropressure treatment in people with unilateral Ménière's disease. Arch Otolaryngol Head Neck Surg 130：718-725, 2004.

6）Thomsen J, Sass K, Odkvist L, Arlinger S：Local overpressure treatment reduces vestibular symptoms in patiets with Ménière's disease：A clinical, randomized, multicenter, double-blind, placebo-controlled study. Otol Neurotol 26：68-73, 2005.

7）Gürkov R, Filipe Mingas LB, Rader T, Louza J, Olzowy B, Krause E：Effect of transtympanic low-pressure therapy in patients with unilateral Ménière's disease unresponsive to betahistine：A randomized, placebo-controlled, double-blinded, clinical trial. J Laryngol Otol 126：356-362, 2012.

8）Russo FY, Nguyen Y, De Seta D, Bouccara D, Sterkers O, Ferrary E, Bernardeschi D：Meniett device in Meniere disease：Randomized, double-blind, placebo-controlled multicenter traial. Laryngoscope 127：470-475, 2017.

9）Watanabe Y, Shojaku H, Junicho M, Asai M, Fujisaka M, Takakura H, Tsubota M, Yasumura S：Intermittent pressure therapy of intractable Ménière's disease and delayed endolymphatic hydrops using the transtympanic membrane massage device：A preliminary report. Acta Otolaryngol 131：1178-1186, 2011.

10) Montandon P, Guillemin P, Häusler R：Prevention of vertigo in Ménière's syndrome by means of transtympanic ventilation tubes. ORL J Otorhinolaryngol Relat Spec 50：377-381, 1988.

11) Committee on Hearing and Equilibrium guidelines for the diagnosis and evaluation of therapy in Ménière's disease. American Academy of Otolaryngology-Head and Neck Foundation, Inc. Otolaryngol Head Neck Surg 113：181-185, 1995.

12) 水越鉄理，松永喬，徳増厚二：めまいに対する治療効果判定基準案（メニエール病を中心に）— 1993 年めまいに対する治療効果判定基準化委員会答申—．Equilibrium Res Suppl 11：80-85, 1995.

CQ5　メニエール病に対する内リンパ嚢開放術は有効か？

●推奨●

・メニエール病に対する内リンパ嚢開放術の有効性は，術後 12 カ月の短期成績において，めまい抑制，聴力温存に優れているといえる。ただし，長期成績に関しては，めまい抑制，聴力温存の有効性に限界がある。機能温存を目的とした唯一の手術治療であり，難治例に対する手術として選択的前庭機能破壊術の前に考慮してもよい。【推奨度 C1】

●解説●

　メニエール病はいかなる保存的治療にも抵抗を示して悪化進行する症例がある一方，自然治癒する場合もあり，メニエール病に対して行う外科治療自体に有効性があるか否かは常に議論されてきた。しかし薬物治療と異なり，外科治療の有効性を証明する臨床試験に手術をしない対照群を置いた二重盲検試験は困難である。Cochrane Library の Surgery for Meniere's disease[1]，Endolymphatic sac surgery[2]，のメタアナリシスに基づくと，メニエール病の外科治療で RCT が適切に施行されている論文は，1989 年の Bretlau, et al., 1989[4] および 1998 年の Thomsen, et al., 1998[5] の内リンパ嚢手術に関するもののみであり，メニエール病に対する内リンパ嚢手術の有効性については，充分なエビデンスはないとしている。

　メニエール病に対する治療法の効果判定として認められている国際基準は，1995 年のAAO-HNS により発表されたものである[6]。この判定基準では術前 6 ヶ月間に記録されためまい発作回数，最悪聴力に対して，術後 18〜24 カ月の 6 カ月間に記録されためまい発作回数，最悪平均聴力レベルを比較することになっている。このような国際的指針に準じた効果判定を用いて治療法を評価している論文を参考とした。

　内リンパ嚢開放手術は，全身麻酔下で乳突削開術を行い内リンパ嚢にアプローチし，内リンパ嚢を切開開放することで内リンパ水腫を減荷し，内耳機能温存，さらに改善を目的とした手術療法である。Moffat, 1994[7]，Huang, et al., 1994[8]，Gibson, 1996[9]，Gianoli, et al., 1998[10]，Kitahara, et al., 2008[11] による内リンパ嚢開放術 2 年成績は，めまい完全抑制成績がそれぞれ 43.0%，84.4%，56.8%，60.0%，88.0%，聴力低下 10 dB 未満の聴力温存成績（10 dB 以上の聴力改善成績）がそれぞれ 74.0%（19.0%），83.4%（12.8%），44.2%（4.7%），82.0%（66.0%），90.0%（48.0%）であった。しかし，長期成績は緩徐に低下していく傾向にある。

　1980 年代に Bretlau，Thomsen らのデンマーク・グループ[4] は，難治性メニエール病に対して行った内リンパ嚢開放術と皮質骨を削るだけのプラセボ手術とのめまい・聴力成績比較により，内リンパ嚢開放術はプラセボ以上のものではないと批判した。2000 年に入り，

Welling, et al., 2000 によりこれらの報告が注意深く再検討され，少なくとも内リンパ囊開放術によるめまい抑制，聴力温存の短期成績は再評価された[12]。しかしながら，Stahle, et al., 1991 も長期経過を追えたメニエール病患者における問題点は，経時的にしだいに軽快するめまい発作よりも，むしろ高度に進行しながら 20〜30%の症例で両側に移行する感音難聴であると指摘している[13]。このことから，メニエール病はめまいのみならず難聴の病気であることを改めて強調したい。

　内リンパ囊を乳突腔に開放するか否か，開放する場合にシリコン・シートを挿入するか否か，も議論されてきた。1970〜2013 年における Cochrane Library の Surgery for Meniere's disease[1] および Endolymphatic sac surgery のメタアナリシス[2] に基づき，保存的治療に抵抗するメニエール病を対象にしている，回顧的もしくは前向き研究である，内リンパ囊—乳突腔の減荷あるいは開放術である，手術過程の詳細が記載されている，AAO-HNS の効果判定を用いている[6]，最短 12 カ月かつ最少 10 症例が経過観察されている，英語論文である，という点を満たす原著論文のみ，すなわち 4262 論文中 36 論文で検討を加えた。内リンパ囊周囲の骨を除去する減荷術（decompression）と内リンパ囊を乳突腔に開放する開放術（shunt）の間に有意差はなく，いずれの術式もめまい発作抑制率は 70%後半，聴力温存率は 70%前半であった。内リンパ囊を乳突腔に開放した際に，シリコンを挿入しない開放術（without silastic）は 72.5%，シリコンを挿入する開放術（with silastic）は 68.0%と，前者の方が聴力温存率の面で有利であった。めまい発作抑制率については 75.0〜76.9%と，両者の間に有意差を認めなかった。

◪ 文献の採用方法

　文献検索対象期間は 2018 年 3 月 31 日までとした。文献検索には，PubMed，Cochrane Library，医学中央雑誌を用いて実施した。PubMed では，「Meniere's disease」，「endolymphatic sac surgery」をキーワードとして組み合わせて検索した。研究デザインや論文形式による絞り込みは行っていない。Cochrane Library では，「Meniere's disease」をキーワードとしてシステマティックレビューと RCT を検索した。医学中央雑誌では「メニエール病」，「内リンパ囊開放術」をキーワードとして組み合わせて検索した。その結果，英語文献では 519 編を抽出した。和文文献では，会議録を除く 42 編を抽出した。それらの中からメタアナリシス 3 編，RCT 2 編を抽出した。さらに要旨のレビューを行い，後ろ向き研究 1 編を追加し，6 編を採用した。

◪ 推奨度の判定に用いた文献

　Pullens, et al., 2013（レベル 1a），Sood, et al., 2014（レベル 1a），Pullens, et al., 2011（レベル 1a），Bretlau, et al., 1989（レベル 1b），Welling, et al., 2000（レベル 1b），Quaranta, et al., 1997（レベル 3）

参考文献

1）Pullens B, Verschuur HP, van Benthem PP：Surgery for Ménière's disease. Cochrane Database Syst Rev：CD005395, 2013.

2）Sood AJ, Lambert PR, Nguyen SA, Meyer TA：Endolymphatic sac surgery for Ménière's disease：A systemic review and meta-analysis. Otol Neurotol 35：1033-1045, 2014.

3）Pullens B, van Benthem PP. Intratympanic gentamicin for Ménière's disease or syndrome. Cochrane Database Syst Rev：CD008234, 2011.

4）Bretlau P, Thomsen J, Tos M：Placebo effect in surgery for Ménière's disease：nine-year follow-up. Am J Otol 10：259-261, 1989.

5）Thomsen J, Bonding P, Becker B, Stage J, Tos M：The non-specific effect of endolymphatic sac surgery in treatment of Meniere's disease：a prospective, randomized controlled study comparing "classic" endolymphatic sac surgery with the Insertion of a ventilation tube in the tympanic membrane. Acta Otolaryngol 118：769-773, 1998.

6）Committee on hearing and equilibrium guidelines for the diagnosis and evaluation of therapy in Ménière's disease. American Academy of Otolaryngology-Head and Neck Foundation, Inc. Otolaryngol Head Neck Surg 113：181-185, 1995.

7）Moffat DA：Endolymphatic sac surgery：analysis of 100 operations. Clin Otolaryngol Allied Sci 19：261-266, 1994.

8）Huang TS, Lin CC：Endolymphatic sac ballooning surgery for Ménière's disease. Ann Otol Rhinol Laryngol 103：389-394, 1994.

9）Gibson WP：The effect of surgical removal of the extraosseous portion of the endolymphatic sac in patients suffering from Ménière's disease. J Laryng Otol 110：1008-1011, 1996.

10）Gianoli GJ, Larouere MJ, Kartush JM, Wayman J：Sac-vein decompression for intractable Meniere's disease：Two-year treatment results. Otolaryngol Head Neck Surg 118：22-29, 1998.

11）Kitahara T, Kubo T, Okumura S, Kitahara M：Effects of endolymphatic sac drainage with steroids for intractable Ménière's disease：A long-term follow-up and randomized controlled study. Laryngoscope 118：854-861, 2008.

12）Welling DB, Nagaraja HN：Endolymphatic mastoid shunt：a reevaluation of efficacy. Otolaryngol Head Neck Surg 122：340-345, 2000.

13）Stahle J, Friberg U, Svedberg A：Long-term progression of Ménière's disease. Acta Otolaryngol Suppl 485：78-83, 1991.

CQ6 メニエール病に選択的前庭機能破壊術は有効か？

●推奨●

・生活指導や内服薬による保存的治療によって制御されないメニエール病のめまい発作抑制の治療として，ゲンタマイシン鼓室内注入療法は有効である。ただし，治療に伴って患側聴力の低下が生じる可能性があることに留意すべきである。【推奨度B】

・ゲンタマイシン鼓室内投与に先行して，副腎皮質ステロイドの鼓室内投与を行うことを検討してもよい。本邦では内耳中毒物質鼓室内注入術を保険診療として行うことはできない。【推奨度B】

・前庭神経切断術は，ゲンタマイシン鼓室内注入療法によってもめまい発作がコントロールできない症例に対して考慮される治療法である。症例集積研究から，有効とされるが，治療法の性質上RCTを行うことが困難である。ゲンタマイシン鼓室内注入療法に対する優越性を示す報告もあるがエビデンスとしては確立されていない。【推奨度C1】

●解説●

　メニエール病において，通常の日常生活を阻害する最大の要因は，めまい発作の反復である。平衡覚の末梢前庭器あるいはその求心線維を選択的に（すなわち，聴覚機能を保存して）破壊して，めまい発作時の異常な信号伝達を抑制することによりめまい発作を抑制することを目指した治療法が選択的前庭機能破壊術である。生活指導，心理療法，通常の薬物治療によってめまいのコントロールが不良な症例が対象である。方法として，内耳毒性のあるアミノ配糖体系抗菌薬，具体的にはゲンタマイシン硫酸塩の鼓室内注入療法と前庭神経切断術がある。鼓室内注入療法には，硫酸ストレプトマイシンも用いられてきたが，現在，国際的には，ゲンタマイシン硫酸塩が標準的に用いられている。

　選択的前庭機能破壊術は，通常，両側メニエール病症例には適応とならない。治療耳の難聴の増悪のリスクがあり，良聴耳への施行も通常行わない。また，治療後の前庭代償が十分機能せず平衡障害が持続することが懸念されるため，高齢者に対する施行には注意を要する。

1. ゲンタマイシン鼓室内注入療法

　ゲンタマイシン鼓室内注入療法では，鼓膜に表面麻酔後鼓膜切開をほどこしたうえで，鼓室内に内耳毒性，とくに末梢前庭毒性のあるゲンタマイシン硫酸塩を鼓室内に注射器で注入する。鼓膜チューブをあらかじめ挿入して施行する方法もある。

　Cochrane Libraryのシステマティックレビューでは，エビデンスレベルの高い臨床研究として，2つのRCTが採用されている[1]。その2つは，Postema, et al., 2008とStrokroos, et al., 2004のRCTである[2,3]。Postema, et al., 2008のRCTでは，ゲンタマイシン投与群で

は，プラセボ群と比較し有意なめまい発作の減少と耳閉感の減少が認められた[2]。一方，純音聴力に関しては，平均で 8 dB と若干の聴覚閾値の上昇が認められた。一方，Strokroos, et al., 2004 もゲンタマイシン投与で有意なめまい発作の抑制を認めた[3]。彼らの報告では難聴の進行は認められていない。Syed, et al., 2015 によるシステマティックレビューでもゲンタマイシン鼓室内注入療法のめまい発作抑制に関する有効性が確認されている[4]。Patel, et al., 2016 は，別種の鼓室内注入療法である副腎皮質ステロイドであるメチルプレドニゾロンの鼓室内注入療法とゲンタマイシン鼓室内注入療法の 2 群で RCT による臨床研究を行い，24 カ月の経過観察では，両者ともにめまいのコントロールに有効との結論を得ている[5]。

　このように，ゲンタマイシン鼓室内注入療法は有効な治療法であることが証明されているが，その投与のプロトコールについてはまだ標準化がなされていない。一法として，ゲンタマイシン硫酸塩を炭酸水素ナトリウム注射液で希釈し，pH 調整をし，濃度を 30 mg/mL にした薬液を鼓室内に注入する方法がある[6]。1 日 1 回 5 日間等の投与回数と投与期間を固定したプロトコール（shot-gun 法）と，月 1 回など定期的に注入を行いつつ，めまい発作がコントロールされるまで継続するプロトコール（titration 法）がある。

2. 前庭神経切断術

　前庭神経切断術は，手術により第Ⅷ脳神経のうち前庭神経を選択的に切断する手術である。前述のゲンタマイシン鼓室内注入による選択的前庭機能破壊法も無効であった場合に考慮するとするアルゴリズムもある[7]。

　前庭神経へのアプローチ法としては，後 S 状静脈洞アプローチ（retrosigmoid approach），中頭蓋窩アプローチ（middle fossa approach），後迷路アプローチ（retrolabyrinthine approach），後頭下アプローチ（occipital approach）などの方法が報告されている[8]。良好なめまい発作のコントロールと聴力の保存の可能性がある治療法である。

　症例集積研究では，一般にめまいのコントロールは良好で，ほとんどの報告で良好なめまいのコントロールが達成されている[9-13]。しかし，少数ではあるが，めまいのコントロールが不良な症例も報告されている[14]。聴力に関しては，聴力の悪化が認められなかったとする報告もあるが，一般的には，少なくとも 5% 程度の症例では，聴力の悪化を認め，聴力障害の発生頻度の高い報告では，40% 以上で認められている[9]。本法は，蝸牛および蝸牛神経には操作を加えておらず，メニエール病の自然経過としての難聴の進行を防ぐ治療法ではないことにも留意すべきである。治療法の性質上 RCT は困難であるが，ゲンタマイシン鼓室内注入療法と比較では，同等のめまい制御率とする報告[10]と，前庭神経切断術のほうがめまい制御率が高く，聴力への影響が少ないとする報告[12]がある。

◪ 文献の採用方法

　文献検索対象期間は 2018 年 3 月 31 日までとした。文献検索には，PubMed，Cochrane Library，医学中央雑誌を用いて実施した。PubMed では，「Meniere's disease」，「gentamicin」または「vestibular neurectomy」をキーワードとして掛け合わせて検索した。研究デザインや論文形式による絞

り込みは行っていない。Cochrane Library では，「Meniere's disease」をキーワードとしてシステマ
ティックレビューと RCT を検索した。医学中央雑誌では「メニエール病」，「ゲンタシン（あるいは
ゲンタマイシン」または「前庭神経切断術」をキーワードとして検索した。その結果，英語文献で
は 669 編（gentacin 422 編＋Neurectomy 247 編）を抽出した。和文文献では会議録を除く 106 編
（ゲンタマイシン 73 編，前庭神経切断術 33 編）を抽出した。それらの中からメタアナリシス 2 編，
RCT 3 編を抽出した。さらに要旨のレビューを行い，前後比較研究 2 編，症例報告 5 編を追加し，
12 編を採用した。

◪ 推奨度の判定に用いた文献

・ゲンタマイシン鼓室内注入療法

Pullens, et al., 2011（レベル 1a），Syed, et al., 2015（レベル 1a），Strokroos, et al., 2004（レベ
1b），Postema, et al., 2008（レベル 1b）

・副腎皮質ステロイド鼓室内注入療法

Patel, et al., 2016（レベル 1b）

・前庭神経切断術

Hillman, et al., 2004（レベル 4），Schmerber, 2009（レベル 4），van de Heyning, et al., 1997
（レベル 5），Tewary, et al., 1998（レベル 5），内藤ら, 2005（レベル 5），Goks, et al., 2005（レ
ベル 5），Schlegel, et al., 2012（レベル 5）

参考文献

1) Pullens B, van Benthem PP：Intratympanic gentamicin for Ménière's disease or syndrome. Cochrane Database Syst Rev：CD008234, 2011.
2) Postema RJ, Kingma CM, Wit HP, Albers FWJ, Van Der Laan BF：Intratympanic gentamicin therapy for control of vertigo in unilateral Ménière's disease：a prospective, double-blind, randomized, placebo-controlled trial. Acta Otolaryngol 128：876-880, 2008.
3) Strokroos R, Kingma H：Selective vestibular ablation by intratympanic gentamicin in patients with unilateral active Ménière's disease：a prospective, double-blind, placebo-controlled, randomized clinical trial. Acta Otolaryngol 124：172-175, 2004.
4) Syed MI, Ilan O, Nassar J, Rutka JA：Intratympanic therapy in Ménière's syndrome or disease：up to date evidence for clinical practice. Clin Otolaryngol 40：682-690, 2015.
5) Patel M, Agarwal K, Arshad Q, Hariri M, Rea P, Seemungal BM, Golding JF, Harcourt JP, Bronstein AM：Intratympanic methylprednisolone versus gentamicin in patients with uni-lateral Ménière's disease：a randomized, double-blind, comparative effectiveness trial. Lancet 338：2753-2762, 2016.
6) Murofushi T, Halmagyi GM, Yavor RA：Intratympanic gentamicin in Ménière's disease：Results of Therapy. Am J Otol 18：52-57, 1997.
7) Sajjadi H, Paparella MM：Ménière's disease. Lancet 372：406-414, 2008.
8) 内藤泰，遠藤剛：難治性メニエール病に対する前庭神経切断術. 頭頸部外科 15：169-173, 2005.

9) Van de Heyning PH, Verlooy J, Schatteman I, Wuyts FL : Selective vestibular neurectomy in Ménière's disease : a review. Acta Otolaryngol Suppl 526 : 58-66, 1997.

10) Schmerber S, Dumas G, Morel N, Chahine K, Karkas A : Vestibular neurectomy vs. chemical labyrinthectomy in the treatment of disabling Ménière's disease : a long-term comparative study. Auris Nasus Larynx 36 : 400-405, 2009.

11) Tewary AK, Riley N, Kerr AG : Long-term results of vestibular nerve section. J Laryngol Otol 112 : 1150-1153, 1998.

12) Hillman TA, Chen DA, Arriaga MA : Vestibular nerve section versus intratympanic gentamicin for Ménière's disease. Laryngoscope 114 : 216-222, 2004.

13) Goksu N, Yilmaz M, Bayramoglu I, Bayazit YA : Combined retrosigmoid retrolabyrinthine vestibular nerve section : results of our experience over 10 years. Otol Neurotol 26 : 481-483, 2005.

14) Schlegel M, Vibert D, Ott SR, Häusler R, Caversaccio MD : Functional results and quality of life after retrosigmoid vestibular neurectomy in patients with Ménière's disease. Otol Neurotol 33 : 1380-1385, 2012.

27.　メニエール病非定型例の治療

　メニエール病非定型例（蝸牛型）は，めまい発作を伴わずに聴覚症状の増悪，軽快を反復する。ほとんどが急性低音障害型感音難聴として発症する。急性低音障害型感音難聴の約70％が治癒するが，再発が多い[1]。厚生労働省急性高度難聴に関する調査研究班による2000年の全国調査（大学病院）の症例の長期経過では，約40％で低音障害型感音難聴が再発し，メニエール病非定型例（蝸牛型）に移行すると報告されている[2]。また，急性低音障害型感音難聴からメニエール病非定型例（蝸牛型）に移行した症例の1/4が，メニエール病確実例に移行すると報告されている[3]。メニエール病非定型例（蝸牛型）の治療は，メニエール病の発作予防の段階的治療の保存的治療が行われることは多いが，有効性に関するエビデンスはない。

　メニエール病非定型例（前庭型）は，聴覚症状を伴わずにめまい発作を反復する。内リンパ水腫による反復性めまいの可能性が高いと判断された場合にメニエール病非定型例（前庭型）と診断すべきであるが，内リンパ水腫以外の病態による反復性めまい症との鑑別が困難な場合がある。そのため，非内リンパ水腫が病態のめまい疾患，すなわち脳幹・内耳循環障害，神経血管圧迫症候群によるめまいが含まれる可能性は否定できない[4]。メニエール病非定型例（前庭型）の約15％がメニエール病確実例に移行するとされている[5]。メニエール病非定型例（前庭型）の治療は，メニエール病の発作予防の段階的治療の保存的治療が行われることは多いが，有効性に関するエビデンスはない。

参考文献

1）佐藤宏昭：急性低音障害型感音難聴をめぐる諸問題．Audiol Jpn 53：241-250, 2010.
2）佐藤宏昭，村井和夫，岡本牧人，星野知之：急性低音障害型感音難聴の平成12年全国疫学調査結果．Audiol Jpn 45：161-166, 2002.
3）平山方俊，設楽哲也，岡本牧人，佐野肇：低音障害型感音難聴長期観察例の検討．Audiol Jpn 37：142-149, 1994.
4）武田憲昭：難治性めまいへの対応．日耳鼻116：1185-1191, 2013.
5）武田憲昭：急性低音障害型感音難聴 vs メニエール病　類似点と相違点　メニエール病の立場から．Equilibrium Res 77：194-200, 2018.

28.　両側メニエール病の治療

　メニエール病の罹病期間が長期にわたると，両側メニエール病への移行率，罹患率も次第に上昇する[1]。Stahle, et al., 1991によると，両側メニエール病に移行した症例のうち50％は発症から1年までに移行し，その後は一定の傾向を認めないものの，最長29年での両側移行例も報告されている[2]。Paparella, et al., 1984の報告では，両側メニエール病のうち50％

は発症後2年までに，70%は5年までに移行するとしている[3]。一方，両側メニエール病の
メニエール病全体に占める割合は，10年で10〜30%，20年で40%以上と報告されてい
る[4]。

　両側メニエール病の治療に関して問題となるのは，難治性であるにもかかわらず外科的治
療を選択し難い点である。まずは一側メニエール病の場合と同様に，生活指導や可能な範囲
での心理療法，それと並行して利尿薬，血流改善薬，ビタミン剤などの内服治療を試みる。
聴力低下が著しい場合には，使用に限度はあるがステロイドの点滴，内服あるいは鼓室内投
与も考慮すべきである。精神的に不安定になるようなら，ベンゾジアゼピン系抗不安薬を投
与し，精神状態の安定化を図る。抗うつ薬の併用も効果的な場合がある。

　上記の保存的治療に抵抗して繰り返すめまい発作や，高度感音難聴への進行が認められる
難治性両側メニエール病の場合，外科的治療を考慮せざるを得ない。対側耳の内耳機能が正
常でないため，外科的治療の中で最も安全であり，内耳機能の温存あるいは改善を目指す内
リンパ嚢開放術が第一選択となる。手術側の決定が重要となるが，両側メニエール病であっ
ても主たるめまいの責任耳は一側であることが多いといわれている。めまい発作を抑制し聴
力悪化を防止するためには，時期を逸せずめまいの責任耳に内リンパ嚢開放術を積極的に行
うべきである。難治性両側メニエール病でめまいの責任耳が確実な症例に対して，ゲンタマ
イシン鼓室内投与などの比較的侵襲性の少ない選択的前庭機能破壊術を行って効果を認めた
報告もある。

参考文献

1) 水越鉄理，猪初男，石川和光，渡辺行雄，山崎晴子，渡辺勍，大久保仁：厚生省特定疾患メニ
　　エール病調査研究班によるメニエール病の疫学調査と症状調査. 耳鼻臨床 70：1669-1686, 1977.
2) Stahle J, Friberg U, Svedberg A：Long-term progression of Ménière's disease. Acta Otola-
　　ryngol Suppl 485：78-83, 1991.
3) Paparella MM, Griebie MS：Bilaterality of Ménière's disease. Acta Otolaryngol 97：233-237,
　　1984.
4) Havia M, Kentala E：Progression of symptoms of dizziness in Ménière's disease. Arch
　　Otolaryngol Head Neck Surg 130：431-435, 2004.

29.　遅発性内リンパ水腫

　遅発性内リンパ水腫とは，陳旧性高度感音難聴の遅発性続発症として内耳に内リンパ水腫
が生じ，めまい発作を反復する内耳性めまい疾患である。片耳または両耳の高度感音難聴が
先行し，数年から数十年の後にめまい発作を反復するが，難聴は変動しない。

29.1 遅発性内リンパ水腫の疾患概念・病因・病態

　遅発性内リンパ水腫の概念は，亀井ら，1971 が若年の一側聾症例がめまいを発症しやすいことを報告したことに始まる[1]。Nadol, et al., 1975 や Wolfson, et al., 1975 は，高度感音難聴発症後，遅発性に前庭水管の閉塞による内リンパ水腫が生じ，めまい発作が発症する可能性があることを報告した[2,3]。Schuknecht, 1976 はこの病態を遅発性内リンパ水腫（Delayed Endolymphatic Hydrops）と呼称した[4]。また，高度感音難聴耳の内リンパ水腫によりめまいをきたす遅発性内リンパ水腫を同側型，対側の良聴耳の内リンパ水腫により良聴耳に聴力変動をきたす遅発性内リンパ水腫を対側型に分類した。なお，対側型にはめまい発作を伴う場合と伴わない場合がある。

　遅発性内リンパ水腫の原因は不明である。遅発性内リンパ水腫同側型の病態について，Schuknecht, 1978 は先行する高度難聴を引き起こした内耳の陳旧性病変により，内リンパ嚢や前庭水管の2次的変化として萎縮，線維性閉塞が生じて内リンパの吸収が障害され，その結果，長期間を経て内リンパ水腫が形成されると推定している[5]。遅発性内リンパ水腫対側型は，先行する高度感音難聴発症時に，良聴耳にも同じ原因による軽微な潜在的な内耳病変が生じて遺残しており，その結果，長期間を経て良聴耳に内リンパ水腫が発生すると推定している。

　症候的に考えると遅発性内リンパ水腫同側型は，メニエール病非定型例（前庭型）と類似している。しかし，メニエール病の病態が特発性内リンパ水腫であることに対して，遅発性内リンパ水腫は続発性内リンパ水腫である点が異なっている。遅発性内リンパ水腫対側型について武田ら，1998 は，遅発性内リンパ水腫症例の臨床的検討から，先行する難聴とは関連なく対側の良聴耳に発症したメニエール病と鑑別できないことが多く，遅発性内リンパ水腫対側型が独立した疾患であるかについては今後さらに検討が必要であると報告している[6]。

参考文献

1) 亀井民雄，野呂久公，矢部昴，牧野総太郎：一側性全聾の統計的観察，並に若年性片側全聾の特異性と眩暈疾患の好発性．耳喉 43：349-358, 1971.

2) Nadol JB, Weiss AP, Parker SW：Vertigo of delayed onset after sudden deafness. Ann Otol Rhinol Laryngol 84：841-846, 1975.

3) Wolfson RJ, Leiberman A：Unilateral deafness with subsequent vertigo. Laryngoscope 85：1762-1766, 1975.

4) Schuknecht HF：Pathophysiology of endolymphatic hydrops. Arch Otorhinolaryngol 212：253-262, 1976.

5) Schuknecht HF：Delayed endolymphatic hydrops. Ann Otol Rhinol Laryngol 87：743-748, 1978.

6) 武田憲昭，肥塚泉，西池季隆，北原糺，堀井新，宇野敦彦，矢野裕之，田矢直三，土井勝美，荻野仁，久保武：遅発性内リンパ水腫症例の臨床的検討．日耳鼻 101：1385-1389, 1998.

29.2　遅発性内リンパ水腫の疫学

　2001〜2008年における厚生労働省前庭機能異常研究班が行った5回の国内多施設共同研究に基づくと，本邦における遅発性内リンパ水腫の患者数は同側型と対側型とを合わせて，4,000〜5,000人と考えられている[1]。研究班で収集された198症例の詳細な検討では，同側型が94名（男性43，女性51）と対側型104名（男性39，女性64）で両群ほぼ同数であった。また，対側型はやや女性優位であった。

　先行する高度難聴の原因は原因不明（61.6％）が最も多く，突発性難聴（12.6％），ムンプスによる難聴（12.5％）が続く結果となった。同側型における難聴からのめまいの発症期間は，原因不明の難聴が先行した場合，平均26.4年，突発性難聴例では13.7年，ムンプス例では19.9年であった。対側型では，同様にそれぞれ29.7年，16.8年，17.2年であった。原因不明の難聴例では比較的長い期間を経て発症するケースが多かった。

参考文献

1) Shojaku H, Watanabe Y, Takeda N, Ikezono T, Takahashi M, Kakegi A, Ito J, Doi K, Suzuki M, Takumida M, Takahashi K, Yamashita H, Koizuka, I, Usami S, Aoki M, Naganuma H : Clinical characteristics of delayed endolymphatic hydrops in Japan : A nationwide survey by the peripheral vestibular disorder research committee of Japan. Acta Otolaryngol 130 : 1135-1140, 2010.

29.3　遅発性内リンパ水腫の診断基準

　本ガイドラインの遅発性内リンパ水腫の診断基準は，2017年に日本めまい平衡医学会により改訂された診断基準である[1]。遅発性内リンパ水腫は指定難病であり，医療費補助の対象になる遅発性内リンパ水腫患者は，この診断基準の遅発性内リンパ水腫確実例である。また，中耳加圧治療の対象になる遅発性内リンパ水腫患者も，本診断基準の遅発性内リンパ水腫確実例の診断基準を満たすものである。中耳加圧装置の適正使用指針を「参考資料」に示す（p.87）。

遅発性内リンパ水腫（Delayed endolymphatic hydrops）診断基準

A．症状
1. 片耳または両耳が高度難聴ないし全聾。
2. 難聴発症より数年〜数10年経過した後に，発作性の回転性めまい（時に浮動性）を反復する。めまいは誘因なく発症し，持続時間は10分程度から数時間程度。
3. めまい発作に伴って聴覚症状が変動しない。
4. 第Ⅷ脳神経以外の神経症状がない。

B. 検査所見

1. 純音聴力検査において片耳または両耳が高度感音難聴ないし全聾を認める。
2. 平衡機能検査においてめまい発作に関連して水平性または水平回旋混合性眼振や体平衡障害などの内耳前庭障害の所見を認める。
3. 神経学的検査においてめまいに関連する第Ⅷ脳神経以外の障害を認めない。
4. 遅発性内リンパ水腫と類似しためまいを呈する内耳・後迷路性疾患，小脳，脳幹を中心とした中枢性疾患など，原因既知のめまい疾患を除外できる。

診断

遅発性内リンパ水腫確実例（Definite delayed endolymphatic hydrops）

A. 症状の4項目とB. 検査所見の4項目を満たしたもの。

遅発性内リンパ水腫疑い例（Probable delayed endolymphatic hydrops）

A. 症状の4項目を満たしたもの。

診断にあたっての注意事項

遅発性内リンパ水腫は，多くの場合一側耳が先行する高度難聴または全聾で対側耳は正常聴力であり，難聴耳に遅発性に生じた内リンパ水腫が病態と考えられているため，遅発性内リンパ水腫（同側型）とも呼ばれる。一方，一側耳が先行する高度難聴または全聾で，難聴発症より数年〜数十年経過した後に対側の良聴耳の聴力が変動する症例を遅発性内リンパ水腫（対側型）と診断する場合がある。対側の良聴耳に遅発性に生じた内リンパ水腫が病態と考えられているためである。めまいを伴う場合と，伴わない場合がある。しかし，遅発性内リンパ水腫（対側型）は，先行する難聴とは関連なく対側の良聴耳に発症したメニエール病と鑑別できないことが多く，独立した疾患であるかについては異論もある。

参考文献

1）池園哲郎，伊藤彰紀，武田憲昭，中村正，浅井正嗣，池田卓生，今井貴夫，重野浩一郎，高橋幸治，武井泰彦，山本昌彦，渡辺行雄：めまいの診断基準化のための資料 診断基準2017年改定. Equilibrium Res 76：233-241, 2017.

29.4 遅発性内リンパ水腫の重症度分類

本ガイドラインの遅発性内リンパ水腫の重症度分類を以下に示す[1]。

1）遅発性内リンパ水腫重症度分類

A：平衡障害・日常生活の障害

0点：正常

1点：日常活動が時に制限される（可逆性の平衡障害）

2点：日常活動がしばしば制限される（不可逆性の軽度平衡障害）

3点：日常活動が常に制限される（不可逆性の高度平衡障害）

4点：日常活動が常に制限され，暗所での起立や歩行が困難（不可逆性の両側性高度平衡障害）

注：不可逆性の両側性高度平衡障害とは，平衡機能検査で両側の半規管麻痺を認める場合

B：聴覚障害

0点：正常

1点：可逆的（低音部に限局した難聴）

2点：不可逆的（高音部の不可逆性難聴）

3点：中等度進行（中等度以上の不可逆性難聴）

4点：両側性高度進行（不可逆性の両側性高度難聴）

注：不可逆性の両側性高度難聴とは，純音聴力検査で平均聴力が両側 70 dB 以上で 70 dB 未満に改善しない場合

C：病態の進行度

0点：生活指導のみで経過観察を行う。

1点：可逆性病変に対して保存的治療を必要とする。

2点：保存的治療によっても不可逆性病変が進行する。

3点：保存的治療に抵抗して不可逆性病変が高度に進行し，侵襲性のある治療を検討する。

4点：不可逆性病変が高度に進行して後遺症を認める。

2) 遅発性内リンパ水腫総合的重症度

Stage 1：準正常期
　A：0点, B：0点, C：0点

Stage 2：可逆期
　A：0～1点, B：0～1点, C：1点

Stage 3：不可逆期
　A：1～2点, B：1～2点, C：2点

Stage 4：進行期
　A：2～3点, B：2～3点, C：3点

Stage 5：後遺症期
　A：4点, B：4点, C：4点

参考文献
1) 池園哲郎, 伊藤彰紀, 武田憲昭, 中村正, 浅井正嗣, 池田卓生, 今井貴夫, 重野浩一郎, 高橋幸治, 武井泰彦, 山本昌彦, 渡辺行雄：めまいの診断基準化のための資料 診断基準 2017 年改定. Equilibrium Res 76：233-241, 2017.

29.5　遅発性内リンパ水腫の症状

　遅発性内リンパ水腫の症状の特徴は片耳または両耳の高度難聴ないし全聾が先行し，難聴発症より数年から数十年経過した後に発作性の回転性めまい，時に浮動性めまいを反復することである。めまいは誘因なく発症し，持続時間は 10 分程度から数時間程度である。嘔気・嘔吐を伴うことが多い。めまい発作の頻度は週数回の高頻度から年数回程度まで多様であるが，1 日に複数回の場合は遅発性内リンパ水腫とは診断できない。患側耳が高度難聴のために，聴覚症状は変動せず，まれに耳閉感や耳鳴の増悪を自覚する。第Ⅷ脳神経以外の神経症状がない。めまい発作の頻度は，遅発性内リンパ水腫で月平均発作回数が 1.9〜6 回で平均 2.5 回，めまいの持続時間は 30 分から 1 日と報告されている[1]。

　遅発性内リンパ水腫は発現するめまい症状に関してメニエール病と区別できないが，難聴に関しては先行する難聴疾患があること，および少なくとも 1 耳が聾ないし高度難聴であることより，メニエール病と区別される。

参考文献
1) 水田啓介, 伊藤八次, 牛田純, 森充広, 久世文也, 早川和喜, 古田充哉, 山田匡彦, 渡辺英彦, 曽賀野悟史, 宮田英雄：遅発性内リンパ水腫例の検討. Equilibrium Res 57：328-334, 1998.

29.6　遅発性内リンパ水腫の検査

　遅発性内リンパ水腫は，陳旧性高度感音難聴の遅発性続発症として内耳に内リンパ水腫が生じ，めまい発作を反復する内耳性めまい疾患である。そのため，遅発性内リンパ水腫の検査として，めまいに対する平衡機能検査，聴覚症状に対する聴覚機能検査，内リンパ水腫に対する内リンパ水腫推定検査，内リンパ水腫を描出する内耳造影 MRI 検査がある。

1）遅発性内リンパ水腫の平衡機能検査・聴覚検査

　遅発性内リンパ水腫症例は，標準純音聴力検査において片耳または両耳が高度感音難聴ないし全聾を認める。遅発性内リンパ水腫のみならず，めまい疾患の診断に対して行う各種平衡機能検査が施行される[1]。眼振は発作時に水平回旋性の自発眼振を認めることが多い。温度刺激検査において難聴耳に半規管麻痺を認めることが多い。

参考文献
1) 工藤裕弘, 仙波哲雄, 二木隆：遅発性内リンパ水腫の診断と治療. 耳鼻臨床 補 8：208-216, 1986.

2) 遅発性内リンパ水腫の内リンパ水腫推定検査

　遅発性内リンパ水腫症例の内リンパ水腫推定検査は，高度感音難聴のためグリセロールテストや蝸電図検査は行えない。工藤ら, 1986 は，フロセミドテストにより同側型遅発性内リンパ水腫 22 例中 19 例（86％）で陽性を認めた[1]。伊東, 1993 は，フロセミド VOR 検査により遅発性内リンパ水腫 21 症例中 11 例（52％）で陽性を認めた[2]。

参考文献

1）工藤裕弘，仙波哲雄，二木隆：遅発性内リンパ水腫の診断と治療. 耳鼻臨床　補 8：208-216, 1986.
2）伊東宗治：内リンパ水腫推定法としてのフロセミド VOR 検査の臨床的意義. 日耳鼻 96：1112-1124, 1993.

3) 遅発性内リンパ水腫の内リンパ水腫画像検査

　遅発性内リンパ水腫患者の内耳には，内耳造影 MRI 検査で内リンパ水腫が認められる。症例数は少ないが，遅発性内リンパ水腫同側型の先行する難聴耳における内リンパ水腫陽性率は 100％[1-4]と報告されている。一方，遅発性内リンパ水腫対側型の対側の良聴耳における内リンパ水腫陽性率も 100％と報告されている[1,4,5]。ただし，対側型は先行する難聴とは関連なく対側の良聴耳に発症した特発性内リンパ水腫と，画像検査では鑑別できない。先行する難聴により対側の良聴耳に遅発性に生じた内リンパ水腫であるかについては，先行難聴耳における内リンパ水腫の有無も含め，総合的な判断が必要である[5]。

参考文献

1）Kasai S, Teranishi M, Katayama N, Sugiura M, Nakata S, Sone M, Naganawa S, Nakashima T：Endolymphatic space imaging in patients with delayed endolymphatic hydrops. Acta Otolaryngol 129：1169-1174, 2009.
2）Fukushima M, Oya R, Akazawa H, Tsuruta Y, Inohara H：Gadolinium-enhanced inner ear magnetic resonance imaging for evaluation of delayed endolymphatic hydrops, including a bilateral case. Acta Otolaryngol 136：451-455, 2016.
3）Fukushima M, Ito R, Miyaguchi S, Hirai T, Otami Y, Akahani S, Inohara H, Takeda N：Preceding profound deafness and co-factors promote development of endolymphatic hydrops in preliminary patients with delayed endolymphatic hydrops. Acta Otolaryngol 136：1304-1308, 2016.
4）Iwasa Y, Tsukada K, Kobayashi M, Kitano T, Mori K, Yoshimura H, Fukuoka H, Usami S：Bilateral delayed endolymphatic hydrops evaluated by bilateral intratympanic injection of gadodiamide with 3T-MRI. PLoS One 13：e0206891, 2018.
5）Fukushima M, Yokoi K, Iga J, Akahani S, Inohara H, Takeda N：Contralateral type of delayed endolymphatic hydrops may consist of two phenotypes based on a magnetic resonance imaging preliminary study. Acta Otolaryngol 137：1153-1157, 2017.

29.7　遅発性内リンパ水腫の治療

　遅発性内リンパ水腫の病態が内リンパ水腫であるため，その治療は基本的にメニエール病の治療に準じる。めまい発作期の治療は，安静に加え，抗めまい薬，制吐薬，電解質バランス補正や脱水に対する補液が行われる。発作間歇期には，めまい発作を予防するために生活指導や保存的治療から開始する。発作の誘因となる患者の生活環境上の問題点があれば，これを明らかにし，生活改善を指導する。浸透圧利尿薬による薬物治療も行われる。有酸素運動も有効とされる。

　保存的治療によりめまい発作が抑制されない難治性の遅発性内リンパ水腫患者には，中耳加圧装置（Meniett®，鼓膜マッサージ器）を利用した中耳加圧治療，ステロイド鼓室内注入療法の有効性が報告されている。Shojaku, et al., 2011 は，難治性メニエール病および遅発性内リンパ水腫症例に Meniett® を用いた中耳加圧治療を行った[1]。遅発性内リンパ水腫5例に Meniett® を3カ月間使用した結果，全例にめまい発作が消失し，有害事象は生じなかった。Watanabe, et al., 2011 は，難治性メニエール病および遅発性内リンパ水腫の鼓膜マッサージ器を用いた中耳加圧治療と Meniett® を用いた中耳加圧治療を比較した。両群ともめまい発作の頻度が有意に減少し，鼓膜マッサージ器と Meniett® の差を認めなかった[2]。以上から，中耳加圧治療は難治性遅発性内リンパ水腫のめまい発作抑制に有効であると考えられる。

　遅発性内リンパ水腫患者では患側耳は高度難聴のため，メニエール病の発作予防の段階的治療と異なり，中耳加圧治療の次の段階として，内リンパ囊開放術をスキップして選択的前庭機能破壊術が選択される。Liu, et al., 2015 は，難治性遅発性内リンパ水腫症例にゲンタマイシン鼓室内注入療法を行い，9症例中4例でめまい強度，持続時間，頻度の減少に効果があった[3]。

　三澤ら, 2005 は，難治性遅発性内リンパ水腫例にゲンタマイシン鼓室内注入療法を施行し，1年以上の長期にわたり有効であったと報告している[4]。以上から，ゲンタマイシン鼓室内注入療法は難治性遅発性内リンパ水腫のめまい発作抑制に有効と考えられる。

　これらの治療でもめまい発作が抑制できない場合，より侵襲性の高い選択的前庭機能破壊術が考慮される。高度難聴耳がめまいの責任耳と判断できれば，迷路破壊術が選択されることもある。

　なお，2018 年に保険収載された中耳加圧装置による中耳加圧治療の施行に際して，日本めまい平衡医学会による中耳加圧装置適正使用指針を遵守する必要がある。中耳加圧装置適正使用指針は巻末の「参考資料」に記載した(p.87)。中耳加圧治療の対象患者の診断には，遅発性内リンパ水腫病診断基準 2017 年を用いることが記載されている。

参考文献

1）Shojaku H, Watanabe Y, Mineta H, Aoki M, Tsubota M, Watanabe K, Goto F, Shigeno K：Long-term effects of the Meniett device in Japanese patients with Ménière's disease and delayed endolymphatic hydrops reported the Middle Ear Pressure Treatment Research Group of Japan. Acta Otolayngol 131：277-283, 2011.

2）Watanabe Y, Shojaku H, Junicho M, Asai M, Fujisaka M, Takakura H, Tsubota M, Yasumura S：Intermittent pressure therapy of intractable Ménière's disease and delayed endolymphatic hydrops using the transtympanic membrane massage device：a preliminary report. Acta Otolayngol 131：1178-1186, 2011.

3）Liu B, Zhang S, Leng Y, Zhou R, Liu J, Kong W：Intratympanic injection in delayed endolymphatic hydrops. Acta Otolaryngol 135：1016-1021, 2015.

4）三澤逸人，片山直美，中島務：メニエール病，遅発性内リンパ水腫に対するゲンタマイシン鼓室内注入療法の長期成績．Equilibrium Res 64：465-471, 2005.

29.8　遅発性内リンパ水腫の治療の Clinical Question

　遅発性内リンパ水腫のめまい発作急性期の治療，発作予防の段階的治療，めまいの治療効果判定基準は，メニエール病と同様である。遅発性内リンパ水腫の治療の CQ として「CQ：遅発性内リンパ水腫に抗めまい薬は有効か？」「CQ：遅発性内リンパ水腫に利尿薬は有効か？」「CQ：遅発性内リンパ水腫に中耳加圧治療は有効か？」「CQ：遅発性内リンパ水腫に対する内リンパ嚢開放術は有効か？」「CQ：遅発性内リンパ水腫に選択的前庭機能破壊術は有効か？」を作成し，エビデンスを検索したが，適切なエビデンスを得ることができなかった。遅発性内リンパ水腫の病態はメニエール病と同じ内リンパ水腫のため，遅発性内リンパ水腫の CQ については，メニエール病の CQ の推奨と推奨度に準じて行うべきと考える。

◪ 文献の採用方法

　文献検索対象期間は 2018 年 3 月 31 日までとした。文献検索は PubMed，Cochrane Library，医学中央雑誌を用いて実施した。PubMed と医学中央雑誌では，疾患のキーワードと CQ のキーワードを組み合わせて検索した。研究デザインや論文形式による絞り込みは行っていない。Cochrane Library では，疾患のキーワードからシステマティックレビューと RCT を検索した。遅発性内リンパ水腫の治療については，Cochrane Library を用いて遅発性内リンパ水腫のエビデンスを検索したが，delayed endolymphatic hydrops をキーワードに検索したところ，遅発性内リンパ水腫のエビデンスは認められなかった。Vertigo をキーワードに検索したところ，24 のエビデンスが得られたが，遅発性内リンパ水腫に関するエビデンスは認められなかった。次に，文献データベースである PubMed を用いて delayed endolymphatic hydrops をキーワードに検索を行った。その結果，88 の文献が検索された。そのうち，遅発性内リンパ水腫の治療に関する文献は 9 編であった。いずれも保存的治療でめまい発作がコントロールできない遅発性内リンパ水腫症例を対象とした少数例の retrospective study であり，エビデンスレベルの高い比較試験はなかった。そのため，採択できるエビデンスはないと判断した。

参考資料

1. 他のメニエール病診断基準

　メニエール病の診断基準は，1974 年にメニエール病が厚生省によって特定疾患に指定された際に「メニエール病診断の手引き」として作成され，2008 年度の厚生労働省難治性疾患克服研究事業前庭機能異常に関する調査研究班の研究活動の一環として改訂された[2]。この改訂基準の特徴は，メニエール病の病態を内リンパ水腫と位置づけ，メニエール病確実例の定義を簡潔化し，さらに 1974 年の診断基準のメニエール病疑い例を，メニエール病非定型例（蝸牛型）とメニエール病非定型例（前庭型）とし，その診断基準を明確にした点である[3]。さらに，日本めまい平衡医学会により 2017 年に改訂された。本ガイドラインのメニエール病の診断基準は，日本めまい平衡医学会のメニエール病診断基準 2017 年を用いる。

　参考として，『メニエール病診療ガイドライン 2011 年版』およびバラニー学会（Barany Society）によるメニエール病診断基準を 1.1 および 1.2 に示す。『メニエール病診療ガイドライン 2011 年版』は，2008 年度の厚生労働省難治性疾患克服研究事業前庭機能異常に関する調査研究班の研究活動の一環として改訂された改訂基準をもとに作成された診断基準である。この改訂基準の特徴は，メニエール病の病態を内リンパ水腫と位置づけ，メニエール病確実例の定義を簡潔化し，さらに 1974 年の診断基準のメニエール病疑い例を，メニエール病非定型例（蝸牛型）とメニエール病非定型例（前庭型）とし，その診断基準を明確にした点である。バラニー学会により，2015 年にメニエール病診断基準が作成され，AAO-HNS（American Associateion of Otorhinolaryngology-Head and Neck Surgery）の診断基準も 2015 年にバラニー学会の診断基準に一致された。

1.1 『メニエール病診療ガイドライン 2011 年版』のメニエール病診断基準

1）メニエール病確実例

　難聴，耳鳴，耳閉感などの聴覚症状を伴うめまい発作を反復する。

解説

　メニエール病の病態は内リンパ水腫と考えられており，下記のような症状，所見の特徴を示す。

めまいの特徴

　1）めまいは一般に特別の誘因なく発生し，嘔気・嘔吐を伴うことが多く，持続時間は 10 分程度から数時間程度である。なお，めまいの持続時間は症例によりさまざまであり，必ずしも一元的に規定はできないが，数秒〜数十秒程度のきわめて短いめまいが主徴である場合，メニエール病は否定的である。2）めまいの性状は回転性が多数であるが，浮動性の場合もある。3）めまい発作時には水平回旋混合性眼振が観察されることが多い。4）めまい・難聴以外の意識障害，複視，構音障害，嚥下障害，感覚障害，小脳症状，その他の中枢神経

症状を伴うことはない。5）めまい発作の回数は，週数回の高頻度から年数回程度まで多様である。また，家庭・職場環境の変化，ストレスなどが発作回数に影響することが多い。

聴覚症状の特徴

1）聴覚症状は，主にめまい発作前または発作と同時に発現・増強し，めまいの軽減とともに軽快することが多い。2）聴覚症状は難聴，耳鳴，耳閉感が主徴で，これらが単独，あるいは合併してめまいに随伴，消長する。また，強い音に対する過敏性を訴える例が少なくない。3）難聴は感音難聴で，病期により閾値が変動する。また，補充現象陽性を示すことが多い。発症初期には低音域を中心とし可逆性であるが，経過年数の長期化とともに次第に中・高音域に及び，不可逆性となることが多い。4）難聴は初期には一側性であるが，経過中に両側性（メニエール病の両側化）となる症例がある。この場合，両側化は発症後1〜2年程度から始まり，経過年数の長期化とともに症例数が増加する。

診断にあたっての注意事項

1）メニエール病の初回発作時には，めまいを伴う突発性難聴と鑑別できない場合が多く，上記の特徴を示す発作の反復を確認後にメニエール病確実例と診断する。2）メニエール病と同様の症状を呈する外リンパ瘻，内耳梅毒，聴神経腫瘍，神経血管圧迫症候群などの内耳・後迷路性疾患，小脳，脳幹を中心とした中枢性疾患など原因既知の疾患を除外する必要がある。これらの疾患を除外するためには，十分な問診，神経学的検査，平衡機能検査，聴力検査，CTやMRIの画像検査などを含む専門的な臨床検査を行い，症例によっては経過観察が必要である。3）難聴の評価はメニエール病の診断，経過観察に重要である。感音難聴の確認，聴力変動の評価のために頻回の聴力検査が必要である。4）グリセロール検査，蝸電図検査，フロセミド検査などの内リンパ水腫推定検査を行うことが推奨される。

2）メニエール病非定型例

下記の症候を示す症例は，内リンパ水腫の存在が強く疑われるのでメニエール病非定型例と診断する。

(1) メニエール病非定型例（蝸牛型）

難聴，耳鳴，耳閉感などの聴覚症状の増悪・軽快を反復するが，めまい発作を伴わない。

解説

1）聴覚症状の特徴は，メニエール病確実例と同様である。2）グリセロール検査，蝸電図検査などの内リンパ水腫推定検査を行うことが推奨される。3）除外診断に関する事項は，メニエール病確実例と同様である。4）メニエール病非定型例（蝸牛型）は，病態の進行とともに確実例に移行する例が少なくないので，経過観察を慎重に行う必要がある。

(2) メニエール病非定型例 (前庭型)

メニエール病確実例に類似しためまい発作を反復する。一側または両側の難聴などの聴覚症状を合併している場合があるが，この聴覚症状は固定性で，めまい発作に関連して変動することはない。

解説

1) この病型は内リンパ水腫以外の病態による反復性めまい症との鑑別が困難な場合が多い。めまい発作の反復の状況，めまいに関連して変動しない難聴などの聴覚症状を合併する症例ではその状態などを慎重に評価し，内リンパ水腫による反復性めまいの可能性が高いと判断された場合にメニエール病非定型例 (前庭型) と診断すべきである。2) 前項において難聴が高度化している場合に，めまいに随伴した聴覚症状の変化を患者が自覚しない場合がある。十分な問診と，必要であれば前庭系内リンパ水腫推定検査であるフロセミド検査を行うなどして診断を確実にする必要がある。3) 除外診断に関する事項は，メニエール病確実例と同様である。4) メニエール病非定型例 (前庭型) の確実例に移行する症例は，蝸牛型と異なって少ないとされている。この点からも，この型の診断は慎重に行うべきである。

3) メニエール病診断基準 (簡易版)

この簡易版は，著述などの際に簡略に記載できるように，メニエール病診断基準の解説部分を省略したものである。簡易版を利用する場合は，必ず診断基準の全文を参照し，内容を十分理解する必要がある。

Ⅰ. メニエール病確実例

難聴，耳鳴，耳閉感などの聴覚症状を伴うめまい発作を反復する。

Ⅱ. メニエール病非定型例

下記の症候を示す症例をメニエール病非定型例と診断する。①メニエール病非定型例 (蝸牛型) 聴覚症状の増悪，軽快を反復するがめまい発作を伴わない。②メニエール病非定型例 (前庭型) メニエール病確実例に類似しためまい発作を反復する。一側または両側の難聴などの聴覚症状を合併している場合があるが，この聴覚症状は固定性でめまい発作に関連して変動することはない。この病型の診断には，めまい発作の反復の状況を慎重に評価し，内リンパ水腫による反復性めまいの可能性が高いと判断された場合にメニエール病非定型例 (前庭型) と診断すべきである。

原因既知の疾患の除外

メニエール病確実例，非定型例の診断にあたっては，メニエール病と同様の症状を呈する外リンパ瘻，内耳梅毒，聴神経腫瘍，神経血管圧迫症候群などの内耳・後迷路性疾患，小脳，

脳幹を中心とした中枢性疾患など原因既知の疾患を除外する必要がある。

1.2　バラニー学会および AAO-HNS のメニエール病の診断基準 2015 年

1）メニエール病確実（definite）例

  A．20 分から 12 時間続く，2 回以上の回転性めまい発作

  B．発作の前，最中，後に少なくとも一度は純音聴力検査で低音から中音の感音難聴がが片側にあること。

  C．変動する耳症状（難聴，耳鳴りや耳閉感）があること

  D．他の前庭疾患に該当しない

2）メニエール病疑い（probable）例

  A．20 分から 24 時間続く，2 回以上の回転性めまい発作

  B．変動する耳症状（難聴，耳鳴りや耳閉感）が患側にあること

  C．他の前庭疾患に該当しない

1）Definite Meniere's disease

  A．Two or more definite spontaneous episodes of vertigo, each lasting 20 min to 12 h.

  B．Audiometrically documented low- to midfrequency sensorineural hearing loss in one ear, defining the affective ear on at least one occasion before, during, or after 1 of the episodes of vertigo.

  C．Fluctuating aural symptoms（hearing, tinnitus or fullness）in the affected ear.

  D．Not better accounted for by another vestibular diagnosis.

2）Probable Meniere's disease

  A．Two or more definite spontaneous episodes of vertigo, each lasting 20 min to 24 h.

  B．Fluctuating aural symptoms（hearing, tinnitus or fullness）in the affected ear.

  C．Not better accounted for by another vestibular diagnosis.

2. 鑑別疾患の診断基準

2.1 良性発作性頭位めまい症（benign paroxysmal positional vertigo）診断基準（日本めまい平衡医学会 2017 年）

1）後半規管型良性発作性頭位めまい症（半規管結石症）

A．症状

1. 特定の頭位変換によって回転性あるいは動揺性のめまいがおこる。
2. めまいは数秒の潜時をおいて出現し，次第に増強した後に減弱ないし消失する。めまいの持続時間は 1 分以内のことが多い。
3. 繰り返して同じ頭位変換を行うと，めまいは軽減するか，おこらなくなる。
4. めまいに随伴する難聴，耳鳴，耳閉感などの聴覚症状を認めない。
5. 第Ⅷ脳神経以外の神経症状がない。

B．検査所見

　フレンツェル眼鏡または赤外線 CCD カメラを装着して頭位・頭位変換眼振検査を行い，出現する眼振の性状とめまいの有無を検査する

1. 坐位での患側向き 45 度頸部捻転から患側向き 45 度懸垂位への頭位変換眼振検査にて眼球の上極が患側へ向かう回旋性眼振が発現する。眼振には強い回旋成分に上眼瞼向き垂直成分が混在していることが多い。
2. 上記の眼振の消失後に懸垂頭位から坐位に戻したときに，眼球の上極が健側へ向かう回旋性眼振が発現する。この眼振には下眼瞼向き垂直成分が混合していることが多い。
3. 眼振は数秒の潜時をおいて発現し，次第に増強した後に減弱，消失する。持続時間は 1 分以内のことが多い。眼振の出現に伴ってめまいを自覚する。
4. 良性発作性頭位めまい症と類似しためまいを呈する内耳・後迷路性疾患，小脳，脳幹を中心とした中枢性疾患など，原因既知の疾患を除外できる。

診断

後半規管型良性発作性頭位めまい症（半規管結石症）確実例（Definite）

　A．症状の 5 項目と B．検査所見の 4 項目を満たしたもの。

良性発作性頭位めまい症寛解例（Probable）

　過去に A．症状の 5 項目を満たしていたが，頭位・頭位変換眼振を認めず，良性発作性頭位めまい症が自然寛解したと考えられるもの。

良性発作性頭位めまい症非定型例（Atypical）

　A．症状の5項目とB．検査所見の4の項目を満たし，B．検査所見の1～3の項目を満たす眼振を認めないもの。

注：良性発作性頭位めまい症非定型例には，前半規管型発作性頭位めまい症（半規管結石症），後半規管型良性発作性頭位めまい症（クプラ結石症），多半規管型良性発作性頭位めまい症などが含まれる。

2）外側半規管型良性発作性頭位めまい症（半規管結石症）

A．症状

1. 特定の頭位変換によって回転性あるいは動揺性のめまいがおこる。
2. めまいは数秒の潜時をおいて出現し，次第に増強した後に減弱ないし消失する。めまいの持続時間は1分以内のことが多い。
3. 繰り返して同じ頭位変換を行うと，めまいは軽減する。
4. めまいに随伴する難聴，耳鳴，耳閉感などの聴覚症状を認めない。
5. 第Ⅷ脳神経以外の神経症状がない。

B．検査所見

　フレンツェル眼鏡または赤外線CCDカメラを装着して頭位・頭位変換眼振検査を行い，出現する眼振の性状とめまいの有無を検査する

1. 臥位での頭位眼振検査にて右下頭位で右向き水平性眼振と左下頭位で左向き水平性眼振の方向交代性下向性（向地性）眼振が発現する。眼振には回旋成分が混在していることが多い。
2. 眼振は数秒の潜時をおいて発現し，次第に増強した後に減弱，消失する。持続時間は1分以内のことが多い。眼振の出現に伴ってめまいを自覚する。
3. 良性発作性頭位めまい症と類似しためまいを呈する内耳・後迷路性疾患，小脳，脳幹を中心とした中枢性疾患など，原因既知の疾患を除外できる。

診断

外側半規管型良性発作性頭位めまい症（半規管結石症）確実例（Definite）

　A．症状の5項目とB．検査所見の3項目を満たしたもの。

良性発作性頭位めまい症寛解例（Probable）

　過去にA．症状の5項目を満たしていたが，頭位・頭位変換眼振を認めず，良性発作性頭位めまい症が自然寛解したと考えられるもの。

良性発作性頭位めまい症非定型例（Atypical）

A. 症状の5項目とB. 検査所見の3の項目を満たし，B. 検査所見の1と2の項目を満たす眼振を認めないもの。

注：良性発作性頭位めまい症非定型例には，前半規管型発作性頭位めまい症（半規管結石症），後半規管型良性発作性頭位めまい症（クプラ結石症），多半規管型良性発作性頭位めまい症などが含まれる。

3）外側半規管型良性発作性頭位めまい症（クプラ結石症）

A. 症状
1. 特定の頭位により，回転性あるいは動揺性のめまいがおこる。
2. めまいは潜時なく出現し，特定の頭位を維持する限り1分以上持続する。
3. めまいに随伴する難聴，耳鳴，耳閉感などの聴覚症状を認めない。
4. 第Ⅷ脳神経以外の神経症状がない。

B. 検査所見
フレンツェル眼鏡または赤外線CCDカメラを装着して頭位・頭位変換眼振検査を行い，出現する眼振の性状とめまいの有無を検査する
1. 臥位での頭位眼振検査にて右下頭位で左向き水平性眼振と左下頭位で右向き水平性眼振の方向交代性上向性（背地性）眼振が発現する。眼振には回旋成分が混在していることが多い。
2. 眼振は潜時なく出現し，めまい頭位を維持する限り1分以上持続する。眼振の出現に伴ってめまいを自覚する。
3. 良性発作性頭位めまい症と類似しためまいを呈する内耳・後迷路性疾患，小脳，脳幹を中心とした中枢性疾患など，原因既知の疾患を除外できる。

診断

外側半規管型良性発作性頭位めまい症（クプラ結石症）確実例（Definite）

A. 症状の4項目とB. 検査所見の3項目を満たしたもの。

良性発作性頭位めまい症寛解例（Probable）

過去にA. 症状の4項目を満たしていたが，頭位・頭位変換眼振を認めず，良性発作性頭位めまい症が自然寛解したと考えられるもの。

良性発作性頭位めまい症非定型例（Atypical）

A. 症状の4項目とB. 検査所見の3の項目を満たし，B. 検査所見の1と2の項目を満たす眼振を認めないもの。

注：良性発作性頭位めまい症非定型例には，前半規管型発作性頭位めまい症（半規管結石症），後半規管型良性発作性頭位めまい症（クプラ結石症），多半規管型良性発作性頭位めまい症などが含まれる。

2.2 前庭神経炎 (vestibular neuritis) 診断基準 (日本めまい平衡医学会 2017 年)

A．症状
1. 突発的な回転性めまい発作で発症する。回転性めまい発作は 1 回のことが多い。
2. 回転性めまい発作の後，体動時あるいは歩行時のふらつき感が持続する。
3. めまいに随伴する難聴，耳鳴，耳閉感などの聴覚症状を認めない。
4. 第Ⅷ脳神経以外の神経症状がない。

B．検査所見
1. 温度刺激検査により一側または両側の末梢前庭機能障害（半規管機能低下）を認める。
2. 回転性めまい発作時に自発および頭位眼振検査で方向固定性の水平性または水平回旋混合性眼振を認める。
3. 聴力検査で正常聴力またはめまいと関連しない難聴を示す。
4. 前庭神経炎と類似のめまい症状を呈する内耳・後迷路性疾患，小脳，脳幹を中心とした中枢性疾患など，原因既知の疾患を除外できる。

診断

前庭神経炎確実例 (Definite vestibular neuritis)

　　A. 症状の 4 項目を満たし，B. 検査所見の 4 項目を満たしたもの。

前庭神経炎疑い例 (Probable vestibular neuritis)

　　A. 症状の 4 項目を満たしたもの。

2.3 突発性難聴 (sudden deafness) 診断基準[*1)]

主症状
1. 突然発症
2. 高度感音難聴
3. 原因不明

参考事項
1. 難聴（純音聴力検査での隣り合う 3 周波数で各 30 dB 以上の難聴が 72 時間以内に生

じた）

(1) 急性低音障害型感音難聴と診断される例を除外する

(2) 他覚的聴力検査またはそれに相当する検査で機能性難聴を除外する

(3) 文字通り即時的な難聴，または朝，目が覚めて気付く様な難聴が多いが，数日を
かけて悪化する例もある

(4) 難聴の改善・悪化の繰り返しはない

(5) 一側性の場合は多いが，両側性に同時罹患する例もある

2. 耳鳴

難聴の発症と前後して耳鳴を生じることがある

3. めまい，および吐気・嘔吐

難聴の発症と前後してめまい，および吐気・嘔吐を伴うことがあるが，めまい発作
を繰り返すことはない

4. 第8脳神経以外に顕著な神経症状を伴うことはない

診断の基準

主症状の全項目を満たすもの

2.4 急性低音障害型感音難聴（acute low-tone sensorineural hearing loss）診断基準[*2)]

主症状

1. 急性あるいは突発性に耳症状（耳閉塞感，耳鳴，難聴など）が発症

2. 低音障害型感音難聴

3. めまいを伴わない

4. 原因不明

参考事項

1. 難聴（純音聴力検査による聴力レベル）

①低音3周波数（125，250，500 Hz）の聴力レベルの合計が70 dB以上

②高音3周波数（2000，4000，8000 Hz）の聴力レベルの合計が60 dB以下

2. 蝸牛症状が反復する例がある

3. メニエール病に移行する例がある

4. 軽いめまい感を訴える例がある

5. 時に両側性がある

確実例

主症状の全て，および難聴基準の①と②を満たすもの

準確実例

主症状の全て，および難聴基準の①を満たし，かつ高音 3 周波数の聴力レベルが健側と同程度のもの

*1)　日本聴覚医学会編『急性感音難聴診療の手引き 2018 年版』p.46 より引用
*2)　日本聴覚医学会編『急性感音難聴診療の手引き 2018 年版』p.67 より引用

3. 中耳加圧装置の適正使用指針（日本めまい平衡医学会）

http://www.memai.jp

[1] 対象患者

　保存的治療に抵抗してめまい発作を繰り返す総合的重症度が Stage 4 のメニエール病確実例および遅発性内リンパ水腫確実例であって，外耳道損傷，耳垢塞栓および鼓膜穿孔がない患者。

語注

　1）メニエール病確実例

　　　日本めまい平衡医学会のメニエール病診断基準のメニエール病確実例の診断基準（資料 1）を満たすもの（確定診断例を含む）。

　2）遅発性内リンパ水腫確実例

　　　日本めまい平衡医学会の遅発性内リンパ水腫診断基準の遅発性内リンパ水腫確実例の診断基準（資料 2）を満たすもの。

　3）保存的治療に抵抗してめまい発作を繰り返す総合的重症度 Stage 4

　　　メニエール病診療ガイドライン（資料 3 および資料 4）に基づき，メニエール病及び遅発性内リンパ水腫確実例で，生活指導のみの保存的治療を 2 週間（Stage 1），生活指導と与薬のみの保存的治療を 2 週間（Stage 2），生活指導と与薬のみの保存的治療をさらに 4 週間（Stage 3）行ってもめまい発作を繰り返すもので，メニエール病診療ガイドラインの重症度分類に基づく総合的重症度 Stage 4「進行し，外科的治療が考慮される時期」を満たすもの。ただし，保存的治療期間は前医の保存的治療期間を含む。

[2] 実施医基準

　耳鼻咽喉科専門医

[3] 実施方法及び治療効果評価方法

(1) 保存的療法に抵抗するか否かを判別する際に，中耳加圧治療開始前の月平均発作回数を評価する。

(2) 中耳加圧療法を実施する前には，患者指導資料に基づき中耳加圧療法機器を1回3分間，1日2回使用するなど在宅での使用方法を指導し，中耳加圧療法機器を患者に貸し出す。また，「月間症状日誌」を患者に手渡し，めまいのレベル，自覚的苦痛度，日常生活支障度等を，自宅で記載させる。

(3) 在宅での中耳加圧療法の効果については，原則，4週間毎に外来で評価を行う。「月間症状日誌」の記述などに基づき，めまいの月平均発作回数からめまい係数を算出する。めまい係数により著明改善，改善，軽度改善，不変，悪化のいずれであるか判定する（資料5）。

[4] 治療期間

中耳加圧療法の中止や継続は，中耳加圧療法開始後1年後の月平均発作回数を開始前の月平均発作回数と比較して評価する。著明改善の場合に寛解と判断し，中耳加圧療法を中止する。

なお，治療開始から1年以内の月平均発作回数の比較により寛解に至ったと判断できる場合は，医師の判断により中耳加圧療法の中止を選択しても良い。

また，メニエール病はストレス病であり，治療中止後にめまい再発の不安によるストレスが再発作の引き金となる可能性があるため，寛解後に6ヶ月間程度の地固めのための中耳加圧治療を継続できる。その際は，患者に説明をした上で，適宜，併用薬剤の減量をはかる。

改善，軽度改善の場合は，寛解に至るまで中耳加圧療法の開始後36ヶ月後まで治療継続できる。不変または悪化の場合は，中耳加圧療法を中止する。

寛解に至って中耳加圧療法を中止する場合は，再発時には中耳加圧療法を再開することが可能であることを伝え，患者を心理的にサポートする。また，寛解に至らず中耳加圧療法を中止した場合には，メニエール病診療ガイドラインに基づき，次の段階的治療法である内リンパ嚢開放術や選択的前庭機能破壊術を検討する。

謝　辞

本診療ガイドラインは，2015〜2017 年度日本医療研究開発機構難治性疾患実用化研究事業難治性めまい疾患の診療の質を高める研究班が作成して報告した「メニエール病診療ガイドライン 2018 年版（案）」と，2016〜2017 年度厚生労働科学研究費補助金難治性疾患政策研究事業難治性めまい疾患に関する調査研究班が作成して報告した「遅発性内リンパ水腫診療ガイドライン 2018 年版（案）」に基づき作成した。

2015〜2017 年度　日本医療研究開発機構　難治性疾患実用化研究事業
難治性めまい疾患の診療の質を高める研究班
研究代表者
　武田憲昭　　徳島大学耳鼻咽喉科学教授
研究分担者
　伊藤壽一　　京都大学名誉教授（2015 年度）
　大森孝一　　京都大学耳鼻咽喉科学教授（2016，2017 年度）
　伊藤八次　　岐阜大学耳鼻咽喉科学教授
　北原　糺　　奈良県立医科大学耳鼻咽喉科学教授
　肥塚　泉　　聖マリアンナ医科大学耳鼻咽喉科学教授
　將積日出夫　富山大学耳鼻咽喉科学教授
　鈴木　衞　　東京医科大学学長
　土井勝美　　近畿大学耳鼻咽喉科学教授
　室伏利久　　帝京大学溝口病院耳鼻咽喉科学教授
　山下裕司　　山口大学耳鼻咽喉科学教授
研究協力者
　青木光広　　岐阜大学医療情報部准教授
　池園哲郎　　埼玉医科大学耳鼻咽喉科学教授
　岩崎真一　　東京大学耳鼻咽喉科学准教授
　宇佐美真一　信州大学耳鼻咽喉科学教授
　長縄慎二　　名古屋大学放射線科学教授
　山中敏彰　　奈良県立医科大学耳鼻咽喉科学准教授
　渡辺行雄　　富山大学名誉教授
　折笠秀樹　　富山大学臨床疫学教授
　堀井　新　　新潟大学耳鼻咽喉科学教授
　今井貴夫　　大阪大学耳鼻咽喉科学講師
　福嶋宗久　　関西労災病院耳鼻咽喉科副部長
　伊藤壽一　　京都大学名誉教授（2016，2017 年度）

2016～2017 年度　厚生労働科学研究費補助金　難治性疾患政策研究事業
難治性めまい疾患に関する調査研究班

研究代表者

　武田憲昭　　　徳島大学耳鼻咽喉科学教授

研究分担者

　宇佐美真一　信州大学耳鼻咽喉科学教授

　北原　糺　　　奈良県立医科大学耳鼻咽喉科学教授

　肥塚　泉　　　聖マリアンナ医科大学耳鼻咽喉科学教授

　將積日出夫　富山大学耳鼻咽喉科学教授

　鈴木　衞　　　東京医科大学学長

　土井勝美　　近畿大学耳鼻咽喉科学教授

　長縄慎二　　名古屋大学放射線科学教授

　堀井　新　　　新潟大学耳鼻咽喉科学教授

　室伏利久　　帝京大学溝口病院耳鼻咽喉科学教授

　山下裕司　　山口大学耳鼻咽喉科学教授

研究協力者

　青木光広　　岐阜大学医療情報部准教授

　池園哲郎　　埼玉医科大学耳鼻咽喉科学教授

　伊藤壽一　　京都大学名誉教授

　伊藤八次　　岐阜大学耳鼻咽喉科学教授

　稲垣太郎　　東京医科大学耳鼻咽喉科准教授

　今井貴夫　　大阪大学耳鼻咽喉科学講師

　岩崎真一　　東京大学耳鼻咽喉科学准教授

　大森孝一　　京都大学耳鼻咽喉科学教授

　折笠秀樹　　富山大学臨床疫学教授

　瀬尾　徹　　　近畿大学耳鼻咽喉科学准教授

　西尾信哉　　信州大学耳鼻咽喉科学助教

　福嶋宗久　　関西労災病院耳鼻咽喉科副部長

　山中敏彰　　奈良県立医科大学耳鼻咽喉科学准教授

　渡辺行雄　　富山大学名誉教授

索　引

メニエール病・
遅発性内リンパ水腫診療ガイドライン 2020 年版
定価（本体 2,600 円＋税）

2011 年 3 月 30 日	第 1 版（2011 年版）	発行
2020 年 5 月 15 日	第 2 版（2020 年版）	第 1 刷発行
2020 年 6 月 30 日		第 2 刷発行

編　者　一般社団法人　日本めまい平衡医学会

発行者　福村　直樹
発行所　金原出版株式会社

〒 113-0034　東京都文京区湯島 2-31-14

電話　編集(03)3811-7162
　　　営業(03)3811-7184

FAX　　(03)3813-0288　ⓒ日本めまい平衡医学会, 2011, 2020
振替口座　00120-4-151494　　　　　　　検印省略
http://www.kanehara-shuppan.co.jp/　　*Printed in Japan*

ISBN 978-4-307-37126-1　　　印刷／真興社　　製本／永瀬製本所